Randa El Youbi

Cytoplazmatyczne-ANCA w toczniu układowym Erythematosus:

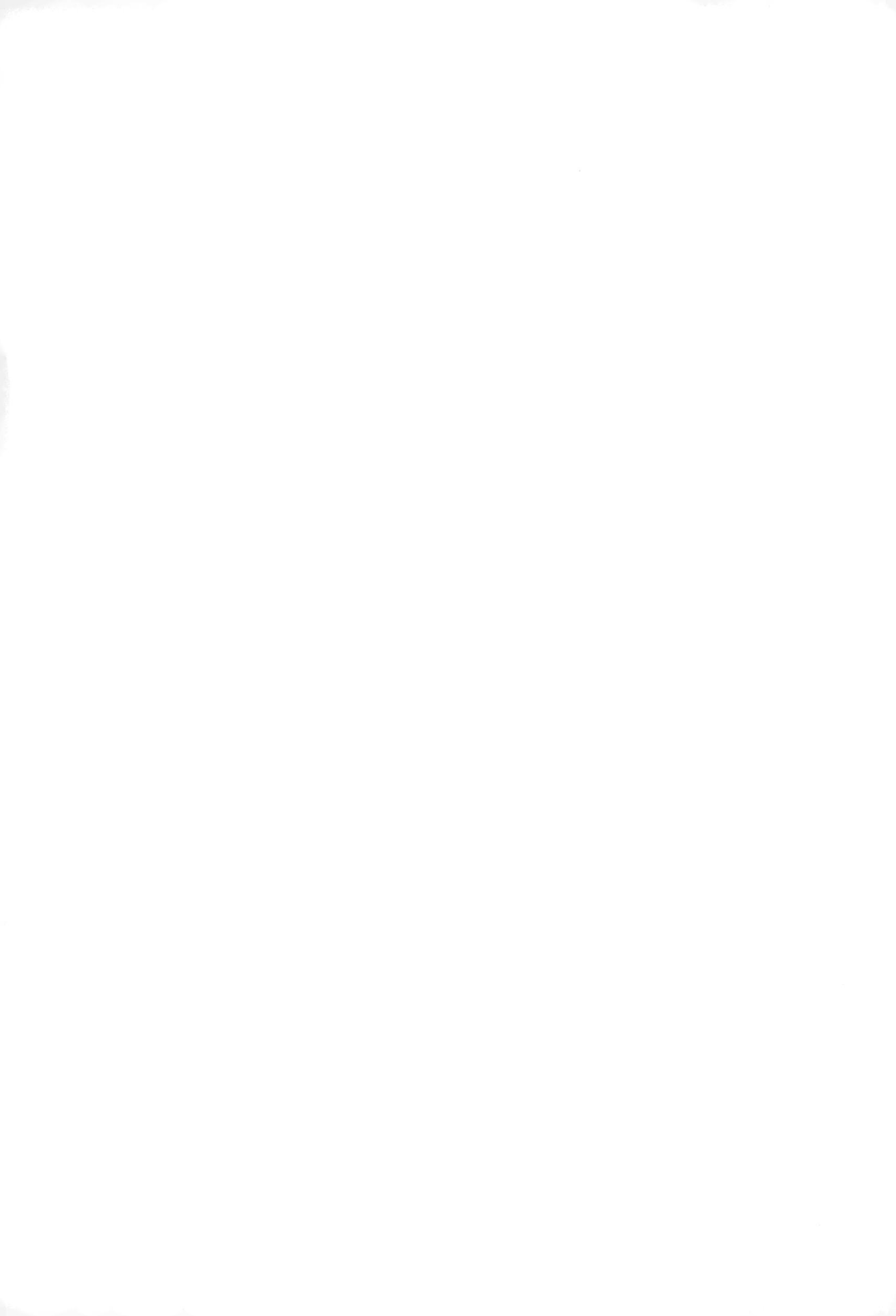

Randa El Youbi

Cytoplazmatyczne-ANCA w toczniu układowym Erythematosus:

nakładanie się na siebie?

Wydawnictwo Bezkresy Wiedzy

Imprint

Cover image: www.ingimage.com

This book is a translation from the original published under ISBN 978-3-659-83699-2.

Publisher:
Wydawnictwo Bezkresy Wiedzy
is a trademark of
Dodo Books Indian Ocean Ltd., member of the OmniScriptum S.R.L Publishing group
str. A.Russo 15, of. 61, Chisinau-2068, Republic of Moldova Europe
Printed at: see last page
ISBN: 978-620-2-44795-9

Cytoplazmatyczne-ANCA w toczniu układowym Erythematosus:

Odpowiadający autor

Autor: El youbi Randa. Główny Oddział Nefrologii i Hemodializy, szpital Taourirt

E-mail: randa.ub@gmail.com

PODZIĘKOWANIA

Dziękuję mojej rodzinie za zachętę i cierpliwość.

Spis treści

Skrót

AAV : ANCA-zapalenie naczyń związane z ANCA (ANCA-asculitis)

ANCA : Przeciwciało cytoplazmatyczne przeciwneutrofilowe

ACR : Amerykańskie Kolegium Reumatologiczne

AI : Wskaźnik aktywności

APL : Przeciwciało antyfosfolipidowe (Antiphospholipid antibody)

AZA : Azathioprine

BVAS : Wynik aktywności w Birmingham vasculitis

BILAG : British Isles lupus assessment group

CPC : Cyklofosfamid

Instytucje kredytowe : Inhibitory kalcyneuryny

Tomografia komputerowa : Tomografia komputerowa

C-ANCA : Cytoplazmatyczny -ANCA

VDI : Indeks uszkodzeń Vasculitis

DAH : Krwotok rozproszony z pęcherzyków płucnych

EULAR : Liga europejska przeciwko reumatyzmowi

ESRD : End stage renal disease

EUVAS : Europejska grupa badawcza ds. zapalenia naczyń

FFS : Wynik z pięciu czynników

GPA : Granulomatoza z poliangiitis

GBM : Membrana kłębuszkowa w piwnicy

GFR : Szybkość filtracji kłębuszkowej

IL : Interleukin

Ig : Immunoglobulina

IC : Kompleks immunologiczny

IFN : Interferon

IIF : Immunofluorescencja

KDIGO : Choroby nerek poprawiające wyniki w skali globalnej

LN : Toczniowe zapalenie nerek

MPO : Myeloperoksydaza

MPA : Mikroskopijne zapalenie naczyń krwionośnych

MTx : Metotreksat

MMF : Mykofenolan mofetylu

NIH : Krajowe instytuty zdrowia

PR3 : Proteinaza 3

PE : Wymiana plazmy

RTx : Rituximab

RPGN : Szybko postępujące kłębuszkowe zapalenie nerek

SLE : Toczeń rumieniowaty układowy (systemic lupus erythematosus)

SLEDAI : Wskaźnik aktywności choroby tocznia rumieniowatego układowego (systemic lupus erythematosus disease index)

TGFβ : Transformujący czynnik wzrostu beta

Streszczenie

Toczeń rumieniowaty układowy (systemic lupus erythematosus - SLE) i zapalenie naczyń krwionośnych o małych rozmiarach to zazwyczaj dwie wyróżniające się choroby autoimmunologiczne. Przedstawiono przypadek nowego SLE związanego z przeciwciałami cytoplazmatycznymi przeciwko cytoplazmie neutrofilów (cytoplasmatic antineutrophil cytoplasmatic antibodies (c-ANCA). 34-letnia kobieta została przyjęta z powodu plamicy, utraty masy ciała, zapalnej polartralgii i duszności nosa z zaawansowaną niewydolnością nerek. Badania wykazały pozytywny wynik testu immunologicznego (ANN, anty-DNA i c-ANCA). Biopsja nerki wykazała rozsiane toczniowe zapalenie nerek (klasa IV-G (A)) z martwiczym półksiężycowym zapaleniem kłębuszków nerkowych. Utrzymaliśmy rozpoznanie tru związanego z c-ANCA. Ewolucja ta naznaczona była wystąpieniem krwotoku pęcherzykowego, który spowodował jej śmierć.

Słowa kluczowe: Przeciwciała cytoplazmatyczne przeciwko cytoplazmie neutrofilów, toczeń rumieniowaty układowy, zespół nakładania się, krwotok pęcherzykowy, martwicze półksiężycowe zapalenie kłębuszków nerkowych

Rozdział 1

WPROWADZENIE

Toczeń rumieniowaty układowy (systemic lupus erythematosus - SLE) jest chorobą autoimmunologiczną z udziałem wielu narządów, choroba nerek rozwija się u ponad połowy chorych na toczeń rumieniowaty układowy.
Przeciwciała przeciwko cytoplazmie neutrofilów (ANCA) są heterogenną grupą autoprzeciwciał o szerokim spektrum chorób klinicznych. Przeciwciała przeciwko cytoplazmieineutrofilów (ANCA) o swoistości proteinazo-3 (PR3) są głównie związane z ziarniniakiem Wegenera (obecnie znanym jako ziarniniakowatość z zapaleniem naczyń krwionośnych (GPA). ANCA skierowane do mieloperoksydazy (MPO) są związane z innymi idiopatycznymi zapaleniami naczyń.
Toczeń rumieniowaty układowy i zapalenie naczyń małych rozmiarów to zazwyczaj dwie wyróżniające się choroby autoimmunologiczne. Zapalenie naczyń może występować w przebiegu tru, ale rzadko odpowiada zapaleniu naczyń związanemu z ANCA (ANCA-asculitis - AAV). Częstość występowania ANCA szacuje się na 31% u chorych na toczeń. Jednak rola ANCA w patogenezie tru pozostaje niejasna.
Zgłaszamy przypadek chorego na tru związanego z c-ANCA. Naszym celem jest omówienie klinicznego znaczenia tego stowarzyszenia.

Rozdział 2

Cytoplazmatyczne-ANCA i choroby nerek

1. Definicja i epidemiologia

ANCA associated vasculitis (AAV) are a group of systemic autoimmune diseases affecting small to medium-sized vessels. Istnieją geograficzne różnice w częstości występowania AAV, przy czym roczna częstość występowania wynosi 20 na milion, a częstość występowania ponad 200 na milion. Końcowa niewydolność nerek rozwija się u ponad 20% pacjentów w ciągu pięciu lat (1, 2).

Chociaż test ANCA nie jest włączony do kryteriów klasyfikacji systemowego zapalenia naczyń ustanowionych przez Amerykańskie Kolegium Reumatologiczne (ACR 1990) ani w Chapel Hill Consensus Conference (1994, 2012), test ten pozostaje ważną cechą, powinien być stosowany wraz z narzędziami oceny klinicznej u pacjentów z podejrzeniem systemowego zapalenia naczyń (3).

Istnieją trzy rodzaje ANCA, które można rozróżnić za pomocą specyficznych testów, c-ANCA, p-ANCA i ANCA nietypowe. Głównym antygenem docelowym dla c-ANCA jest seryna PR3, a dla p-ANCA MPO (4).

C-ANCA został uznany za specyficzny dla niektórych układowych zapaleń naczyń, zwłaszcza dla ziarniniaków z zapaleniem wielogniazdowym (5).

To zapalenie naczyń stanowi połowę AAV, jego częstość występowania wzrosła z 30 mln w późnych latach 80. w USA do 160 mln w tym wieku w Europie Północnej (6). Występuje w wieku 35-55 lat z przewagą kobiet (7,8). Cytoplazmatyczne przeciwciała antyneutrofilowe (C-ANCA) związane z zapaleniem naczyń często wpływają na nerki (9,10), stanowiąc istotny czynnik ryzyka zachorowalności i śmiertelności (11).

2. Fizjopatologia

2.1. Rola patogeniczna ANCA

W 1982 r. ANCA po raz pierwszy opisano w kohorcie pacjentów z segmentowym martwiczym kłębuszkowym zapaleniem nerek. Patofizjologia zapalenia naczyń związanego z ANCA jest złożona. Małe naczynia krwionośne związane z ANCA charakteryzują się stanem zapalnym i martwicą mikronaczyniówki.

ANCA są skierowane przede wszystkim przeciwko składnikom (PR3, MPO) neutrofili i monocytów, które są przechowywane w granulkach wewnątrzkomórkowych. Reakcja ta powoduje pełną aktywację Neutrofili i prowadzi do infiltracji ściany naczynia krwionośnego (12).

Etiopatogeneza schorzeń c-ANCA nie jest jeszcze w pełni wyjaśniona, ale dane z badań klinicznych wskazują na rolę odpowiedzi autoimmunologicznej na PR3 w rozwoju choroby. Mają one większą zdolność do aktywacji neutrofili in vitro niż przeciwciała antyMPO (13,14,15).

ANCA odgrywa rolę w stymulacji cytokinowych neutrofili poprzez wiązanie ANCA Fab'2 z antygenami ANCA na powierzchni neutrofili (16, 17, 18). Interakcja ta powoduje degranulację neutrofili, a następnie produkcję wolnych rodników tlenowych, enzymów litycznych i mediatorów zapalnych (takich jak TNFα, IL-1, IL-8, leukotrien), które przyczyniają się do rozpadu i rozerwania komórek śródbłonka (19, 20, 21). Rysunek 1

ANCA może również indukować aktywację monocytów, komórki te odgrywają kluczową rolę w rozwoju zmian t w GPA. Uczestniczą one w tworzeniu ziarniniaka, wytwarzając i wydzielając różne chemoatraktanty, czynniki wzrostu i cytokiny (22).

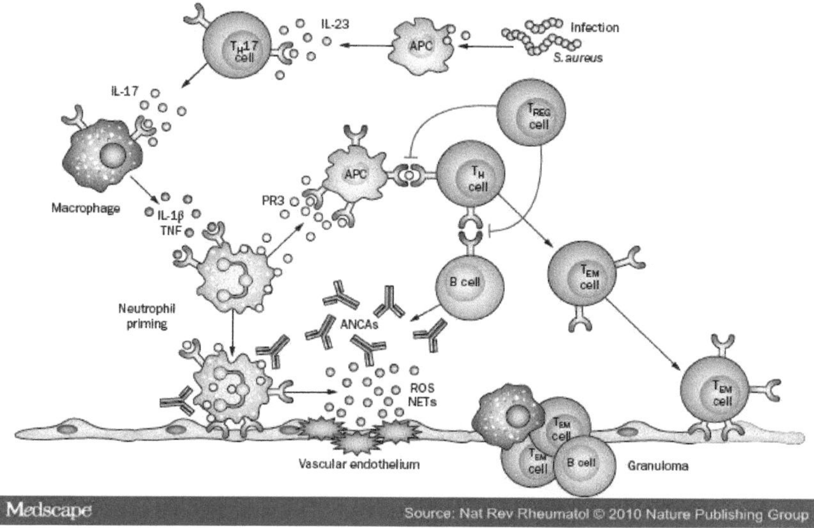

Rycina 1 :Proponowany model przedstawiający mechanizmy immunologiczne zaangażowane w patogenezę autoprzeciwciał antyneutrofilowych cytoplazmatycznych (ANCA) związanych z układowym zapaleniem naczyń.

Kilka badań z udziałem ludzi sugeruje rolę uzupełniającej ścieżki alternatywnej w patogenezie AAV (23,24).

Czynniki genetyczne, epigenetyczne i środowiskowe przyczyniają się również do etiologii i patogenezy AAV(25). W kilku badaniach wykazano rolę zakażeń w AAV, zwiększoną częstością występowania zapalenia naczyń w miesiącach zimowych oraz występowaniem nawrotów GPA z przewlekłym nosowym nosicielstwem Staphylococcus aureus (26).

2.2 Cytoplazmatyczne-ANCA i kłębuszkowe zapalenie nerek

Nerki są wysoko unaczynione narządów trzewnych, dlatego też są one często dotknięte różnymi zespołami zapalenia naczyń. Mimo że mechanizm etiopatogeniczny nie jest jeszcze całkowicie jasny, niektóre badania wykazały, że obecność podklasy IgG3 ANCA wiąże się z zajęciem nerek (27, 28, 29). Inicjującym zdarzeniem patogenicznym, które powoduje powstawanie półksiężyca, jest rozwój zaburzeń w błonie podstawnej kłębuszka (GBM) i w kapilarze kłębuszkowej, które umożliwiają przejście krążących komórek, mediatorów zapalnych i białek osocza przez ścianę kapilarną do przestrzeni Bowmana. (30, 31, 32, 33). Głównymi uczestnikami tworzenia półksiężyca są fibroblasty, komórki nabłonka ciemieniowego, białka koagulacyjne i makrofagi.

Komórki T nie są istotnymi składnikami, ale odgrywają ważną rolę w uszkodzeniu kłębuszków nerkowych poprzez rozpoznawanie antygenów i rekrutację makrofagów.

Istnieją dwa rodzaje półksiężyców obwodowych lub nie obwodowych, obecność półksiężyców obwodowych w ponad 80% kłębuszków nerkowych świadczy o złym rokowaniu i często objawia się jako zaawansowana choroba nerek (34). Odsetek kłębuszków nerkowych z półksiężycami koreluje z szybką utratą funkcji nerek (35).

3. Wykrywanie C-ANCA

Serologiczne wykrywanie ANCA jest ważnym markerem diagnostycznym dla AAV, zarówno w postaci zlokalizowanej, jak i układowej (tabela 1).

- Kłębuszkowe zapalenie nerek, zwłaszcza szybko postępujące kłębuszkowe zapalenie nerek

- Krwotok płucny, zwłaszcza płucny zespół nerkowy

- Zapalenie naczyń skórnych o cechach ogólnoustrojowych

- Wielokrotne guzki w płucach

- Przewlekła niszcząca choroba górnych dróg oddechowych

- Długotrwałe zapalenie zatok przynosowych lub zapalenie ucha

- Podgłośniowe zwężenie tchawicy

- Mononeuritis multiplex lub inna obwodowa neuropatia

- Masa retro-orbitalna

Tabela 1: główne wskazania do badania przeciwciał przeciwko cytoplazmie neutrofilów (Savage i in., 1999).

Test ANCA musi być interpretowany w kontekście klinicznym i na podstawie innych dostępnych danych. C-ANCA są założone u 85% do 45% pacjentów z ziarniniakowatością z zapaleniem wielogniazdowym (36, 37).

Tabela 2.

Choroba	c-ANCA	p-ANCA
GPA	76-100%	15-25%
MPA	26-50%	51-75%
Zespół Churg-straus	15-25%	25-50%

Tabela 2 : częstość występowania ANCA w zapaleniu naczyń pauci-immun.

W międzynarodowym porozumieniu w sprawie sprawozdawczości ANCA zaleca się stosowanie zarówno pośredniego testu immunofluorescencyjnego (IIF), jak i enzymatycznego testu immunosorpcyjnego (ELISA) w diagnostyce zapalenia naczyń; połączenie testu IIF i ELISA ma wysoką swoistość (99%) przy czułości wynoszącej odpowiednio 73%, 67% w przypadku GPA i MPA (38, 39).

W oświadczeniu zaproponowano badanie przesiewowe ANCA przez IIF oraz potwierdzenie ich specyficzności (MPO lub PR3) za pomocą testu ELISA.

3.1. Immunofluorescencja

ANCA to przeciwciała skierowane przeciwko pierwotnym ziarnom neutrofilów i lizosom monocytów.

Bez utrwalania etanolu wszystkie barwniki ANCA w dystrybucji cytoplazmatycznej. Jednakże w przypadku utrwalania etanolu opisano dwa różne wzory p-ANCA i C-ANCA (40). Rysunek 2

W przypadku C-ANCA stwierdzono ziarnistą cytoplazmatyczną fluorescencję neutrofilów z centralnym akcentem międzykłykciowym (41).

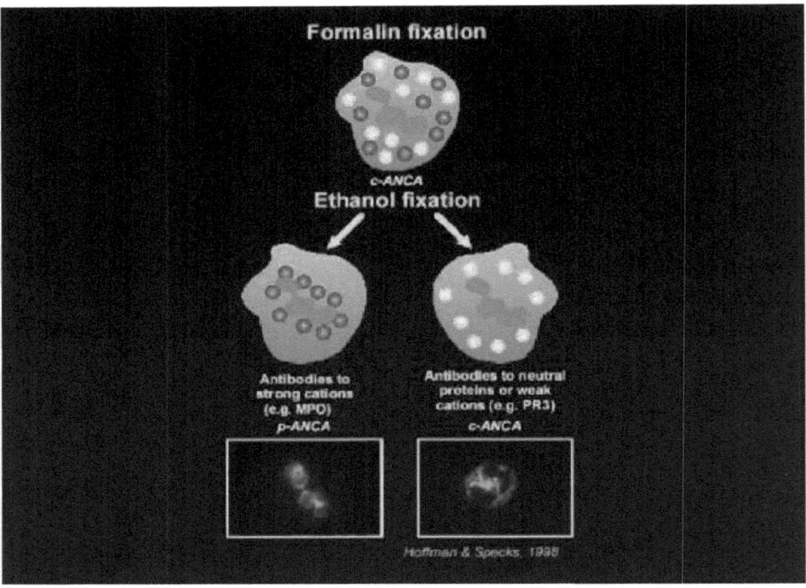

Rysunek 2: Wzorce immunofluorescencji c-ANCA, p-ANCA(42).

3.2. ELISA

Antygeny ANCA (PR3 lub MPO) są mierzone w surowicy przy użyciu testu ELISA.

W przeciwieństwie do IIF, test ELISA ocenia poziom przeciwciał, co jest bardzo ważne w diagnostyce nawrotów i monitorowaniu leczenia.

4. Cechy kliniczne

Uszkodzenia narządów są spowodowane zapaleniem układowym wynikającym z uwolnienia chemicznych mediatorów przez zapalone naczynia krwionośne. Główne niespecyficzne objawy systemowe to: gorączka, nocne pocenie się, złe samopoczucie, utrata wagi, bóle stawów, bóle mięśni (43). Natomiast specyficzne objawy zależą od rodzaju zapalenia naczyń. Są one spowodowane zapaleniem ściany naczynia o zwiększonej przepuszczalności naczyniowej, a niedokrwienie lub zawał narządów wynika z powstawania zakrzepów i początkowej proliferacji naczyniowej (44). Tabela 3

Organ	Objawy
Górne drogi oddechowe	epistaksja, zapalenie zatok, zapalenie ucha środkowego, zapadnięcie się mostu nosowego, i zwężenie tchawicy, katar.
Płuco	kaszel, krwioplucie, i duszność, krwotok pęcherzykowy
Renal	krwiaki, białkomocz, niewydolność nerek
okular	zapalenie błony naczyniowej, zapalenie błony naczyniowej, proptoza i optyczne niedokrwienie nerwów, retroorbital pseudotumor
skóra	wrzody, wyczuwalna purpura, grudki i guzki.
Serce	niedokrwienie mięśnia sercowego
układ nerwowy	mononeuritis multiplex, Cerebrovascular accident

Tabela 3: Główne cechy kliniczne zapalenia naczyń C-ANCA.

5. Objawienie się nerek

Pacjentka z C-ANCA vasculitis zazwyczaj rozwija szybko postępujące kłębuszkowe zapalenie nerek (RPGN) z krwiakiem, białkomoczem, szybkim pogorszeniem funkcji nerek i nadciśnieniem tętniczym (45). Na biopsji nerki stwierdzono półksiężycowe kłębuszkowe zapalenie nerek o działaniu pauciowym.

5.1. Mikroskop światłoczuły

Cechą charakterystyczną zmian histologicznych są półksiężyce i martwica fibrynoidów, które są morfologicznym wyrazem ciężkiego uszkodzenia kłębuszków nerkowych.

Zmiana półksiężycowa charakteryzuje się proliferacją pozawęzłową w obrębie kłębuszka, częściowo lub całkowicie wypełniając przestrzeń Bowmana, składa się z proliferujących komórek nabłonka ciemieniowego, podocytów, makrofagów i fibroblastów. Rysunek (3, 4)

Kłębuszkowe zapalenie nerek jest zazwyczaj ogniskowe i segmentowe, ale może być globalne i rozproszone. Półksiężyce dzielą się na typy komórkowe, włóknistokomórkowe lub włókniste (46). Odsetek aktywnych zmian półksiężycowych jest związany z odzyskiwaniem funkcji nadnerczy, niezależnie od podstawowej szybkości filtracji kłębuszkowej (GFR) (47). I odwrotnie, odsetek włóknistych półksiężyców, zanik cewek i miażdżyca tętnic wpływa niekorzystnie na długoterminowy wynik leczenia nerkami (48).

Zmianom kłębuszków nerkowych może towarzyszyć martwicze zapalenie tętnic, obrzęk śródmiąższowy z ciężkim ostrym, odpornym na pauciowe zapaleniem kłębuszków nerkowych ANCA.

Powszechne jest również występowanie ognisk rurowej martwicy koagulacyjnej i naciekania leukocytów śródmiąższowych (49).

Martwicze kłębuszkowe nerkowate zapalenie nerek o podłożu pauciowym w GPA i MPA jest często rozległe (50).

Rozpoznanie GPA opiera się na obecności ziarniniakowego zapalenia naczyń, które jest bardzo rzadko spotykane w tkance nerkowej, ale gdy zostanie ono zidentyfikowane w tym narządzie, musi zostać oddzielone kłębuszkami nerkowymi z pęknięciem kapsułki Bowmana. Ziarniniakowe zapalenie naczyń ma zwyczajowo ośrodek martwiczy otoczony histiocytami nabłonka i wielonukleinowymi komórkami olbrzymimi (51).

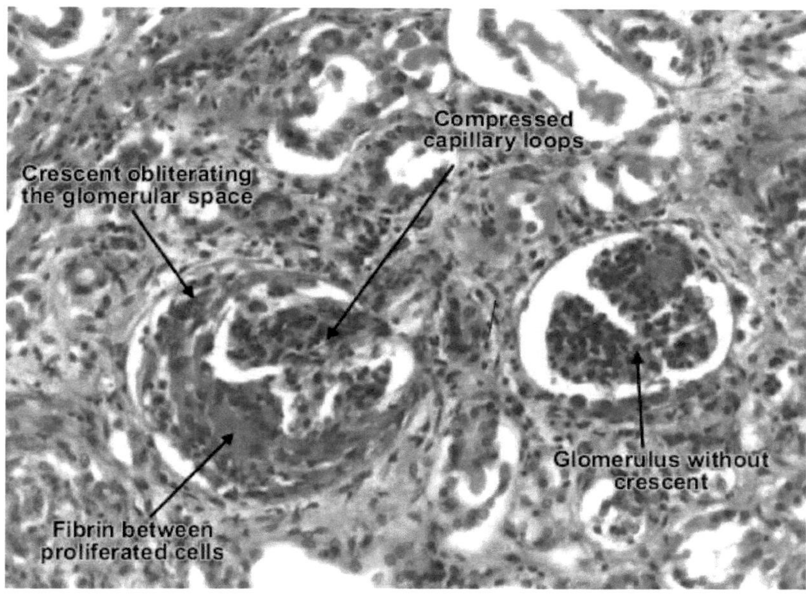

Rysunek 3: Półksiężycowe zapalenie kłębuszków nerkowych (52).

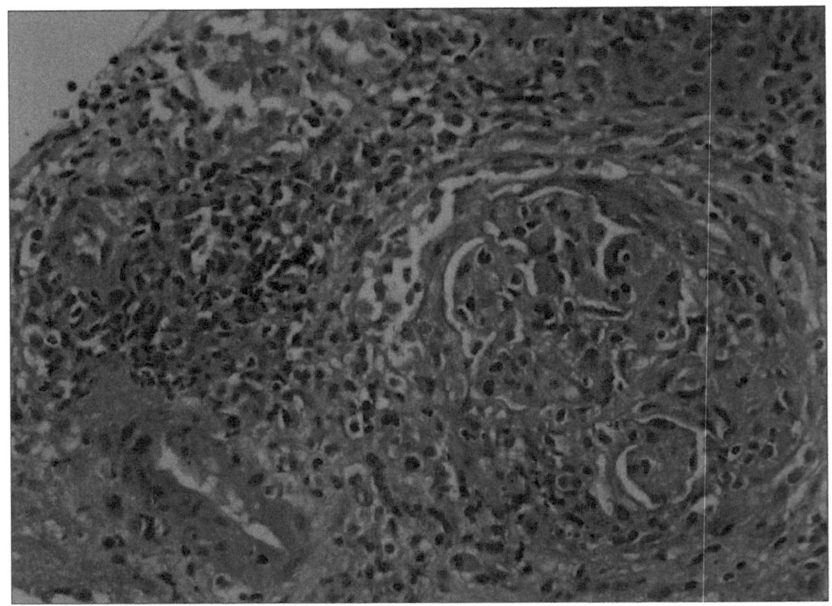

Rycina 4: Kłębuszek z segmentową zmianą martwiczą wraz z zapaleniem naczyń (52).

5.2. Mikroskopia immunofluorescencyjna

Rozpoznanie kłębuszkowych zapaleń nerek ANCA o podłożu pauciowo-immunologicznym potwierdza się za pomocą mikroskopu immunofluorescencyjnego.

Półksiężyc pauciowo-immunologiczny charakteryzuje się brakiem lub niedoskonałością kłębuszkowych przebarwień na immunoglobuliny w IIF. Obecność fibryny w miejscu martwicy włókniaków jest częstym zjawiskiem.

5.3. Mikroskopia elektronowa

Mikroskopia elektronowa często wykazuje złogi niegęste elektronowo (53,54).

6. Postępowanie w przypadku ANCA vasculitis związanego z zajęciem nerek

Półksiężycowe zapalenie kłębuszków nerkowych musi być szybko i precyzyjnie zdiagnozowane, tak aby można było jak najszybciej rozpocząć odpowiednie leczenie.

Leczenie ANCA vasculitis można podzielić na dwie fazy: leczenie wstępne w celu szybkiego i skutecznego rozpoczęcia remisji oraz terapia podtrzymująca w celu zapobiegania nawrotom (55).

Leczenie tej choroby ewoluowało w ciągu ostatnich 20-30 lat i obecnie dostępnych jest wiele nowości.

6.1. Terapia indukcyjna

Leczenie indukcyjne zależy od stopnia nasilenia i zakresu choroby. Pacjenci z zaawansowaną niewydolnością nerek są leczeni agresywnie cyklofosfamidem i sterydami dożylnymi w dużych dawkach (56).

6.1.1. Cyklofosfamid, sterydy

Wprowadzenie immunosupresji cyklofosfamidu (CYC) i kortykosteroidów w latach 60-tych XX wieku doprowadziło do dramatycznej poprawy rokowania - ponad 90% pacjentów uzyskało remisję w porównaniu ze śmiertelnością 80% w ciągu jednego roku u nieleczonego pacjenta (57).

Cyklofosfamid jest czynnikiem alkilującym, który odgrywa ważną rolę w indukowaniu remisji w ciężkich chorobach.

Krajowe instytuty zdrowia (NIH) opracowały pierwszy schemat, składa się on z CYC w stężeniu 2 mg/kg/dobę i glukokortykoidów w stężeniu 1 mg/kg/dobę (57). Następnie szlaki EUVAS wykazały, że pulsacyjna dożylna CYC dostosowana do funkcji nerek, wieku i masy ciała przynosi takie same korzyści przy niższej łącznej wartości skumulowanej (58) Tabela 4.

Wiek (lata)	eGFR > 30 ml/min/1,73 m2	eGFR ≤30 ml/min/1,73 m2
Mniej niż 60	15 mg/kg	12,5 mg/kg
Między 60 a 70	12,5 mg/kg	10 mg/kg
Większe niż 70	10 mg/kg	7,5 mg/kg

Tabela 4 : Zalecane dawkowanie cyklofosfamii dla protokołu EUVAS

Właściwie to standardowe leczenie polega na indukowaniu remisji z dużą dawką dożylnego CYC przez trzy do sześciu miesięcy. Skutki uboczne CYC są znaczące i kumulatywne, w tym leukopenia, krwotoczne zapalenie pęcherza moczowego, rak pęcherza moczowego i gonadotoksyczność.

W celu szybkiego zwalczenia choroby często stosuje się pulsacyjne sterydy dożylne w dawkach 0,5-1 g dziennie przez trzy dni, a następnie stosuje się glikokortykoidy w dawce 1mg/kg/dobę, a następnie zwężając je do dawki podtrzymującej. Najczęstszymi działaniami niepożądanymi sterydów są nadciśnienie tętnicze, otyłość, hiperglikemia, zaćma i osteoporoza (59).

Standardowa terapia związana jest zazwyczaj z leczeniem wspomagającym, takim jak: środek ochrony żołądka, suplementacja wapniowo-witaminowa D, profilaktyka pneumocystis Jiroveci z trymetoprimem sulfametoksazolu(60).

6.1.2. Wymiana plazmy

Wymiana plazmy (PE) pozwala na szybkie wyczerpanie ANCA, Cytokin i uzupełnienie.

W badaniu MEPEX porównano pulsacyjny metyloprednizolon dożylny (15mg/kg) z PE (60 mg/kg), oprócz standardowego leczenia u 137 pacjentów z kreatyniną w surowicy>500µmol/L. Wykazał on, że ztp zmniejsza ryzyko przejścia do stadium końcowego choroby nerek o 24% w ciągu 12 miesięcy (61). Chociaż niedawna metaanaliza wykazała, że nie stwierdzono wpływu ztp na złożony końcowy punkt zgonu lub końcową fazę choroby nerek po 1 roku (63).

Podsumowując, ztp powinien być stosowany jako leczenie wspomagające u pacjentów z ANCA vasculitis związanym z ostrą niewydolnością nerek (62).

6.1.3. Metotreksat

Metotreksat (MTx) jest analogiem kwasu foliowego, który inaktywuje produkcję tymidylanu, który jest niezbędny do replikacji DNA.

Badanie NORAM wykazało, że MTX (15-25 mg tygodniowo) jest mniej toksyczną alternatywą niż CYC (2 mg/kg/D) dla pacjentów z kreatyniną w surowicy < 150 µmol/l, ale wskaźnik nawrotów był wyższy (69% vs 42%) u pacjentów leczonych metotreksatem.

Główne działania niepożądane obejmują hepatotoksyczność, mielotoksyczność i zapalenie błon śluzowych (64).

6.1.4. ***Rituximab***

Rytuksymab (RTX) jest przeciwciałem monoklonalnym anty-CD20 zubożającym limfocyty B.

W ANCA vasculitis dwa randomizowane badania kontrolne " Randomised Trial of Rituximab Versus Cyclophosphamide for Generalized ANCA-Associated Vasculitis " (RITUXVAS) oraz " Rituximab in ANCA-asculitis-associated Vasculitis " (RAVE) wykazały, że Rituximab (375 mg/m2 powierzchni ciała tygodniowo przez 4 tygodnie) ma podobną skuteczność jak cyklofosfamid do indukcji remisji w AAV. Jednak dla podgrupy prezentującej chorobę nawrotową RTX był bardziej skuteczny w uzyskaniu remisji niż CYC (65, 66).

W kilku badaniach odnotowano również korzystny wpływ RTX na pacjentów z chorobami nawracającymi lub refactory (67). Dlatego w takich przypadkach należy zalecać RTX.

6.2. Utrzymanie remisji

Utrzymanie remisji wymaga długotrwałego stosowania środków immunosupresyjnych.

W retrospektywnym badaniu kohortowym chorych z zajęciem nerek wskaźnik nawrotów wynosił 34%, a mediana czasu do nawrotu wynosiła 13 miesięcy po indukcji remisji (68). W europejskich badaniach grupowych zapalenia naczyń stwierdzono 50% nawrót choroby po 5 latach, przy czym wyższy był wskaźnik GPA (70%) i MPA (30%) (69).

Istnieje wiele środków używanych do uzyskania utrzymania remisji. Optymalny czas trwania leczenia jest niejasny, ale większość specjalistów zgadza się, że leczenie powinno być kontynuowane przez co najmniej 18 miesięcy, a zazwyczaj przez co najmniej 24 miesiące, szczególnie u pacjentów z PR3 dodatnim wynikiem (70).

6.2.1. Azathioprine

Azatiopryna (AZA) jest oryginalnym środkiem stosowanym po remisji. W badaniu CYCAZAREM AZA była skuteczna jako CYP w utrzymaniu remisji (71). Głównymi efektami ubocznymi AZA była leukopenia i hepatotoksyczność.

6.2.2. Metotreksat

Pagnox i wsp. nie stwierdzili różnicy w zdarzeniach niepożądanych lub w częstości nawrotów w ciągu 12 miesięcy w bezpośrednim porównaniu między Azatiopryną i Metotreksatem jako terapią podtrzymującą (72).

6.2.3. Mykofenolan Mofetylu

Mykofenolan Mofetylu (MMF) jest lekiem prodopingowym kwasu mykofenolowego, ma działanie cytostatyczne na limfocyty (73). Badanie IMPROVE wykazało, że mykofenolan mofetylu (2 g/dzień) był gorszy od Azatiopryny (2 mg/kg/dzień) w remisji podtrzymującej w AAV.

Mykofenolan mofetylu może być stosowany jako czynnik drugiego rzutu w nawracającej chorobie lub w przypadku nietolerancji oraz w przeciwwskazaniu do stosowania azatiopryny (74).

6.2.4. Inhibitory kalcyneuryny

Cyklosporyna i Tacrolimus są inhibitorami kalineuryny (CI).

Do przeszczepów nerek wykorzystuje się w dużej mierze instytucje kredytowe (75). W AAV nie ma randomizowanych badań nad wykorzystaniem CI. W niektórych małych badaniach odnotowano jednak korzyści płynące z posiadania przez instytucje kredytowe AAV (76).

6.2.5. Nowi agenci

Dożylne immunoglobuliny (IvIg) są stosowane w celu utrzymania remisji u pacjentów z chorobami opornymi na leczenie. Działania niepożądane obejmowały bóle głowy, wzrost kreatyniny, aseptyczne zapalenie opon mózgowych, bóle pleców i gorączkę/chillę (77,78).

Blokada TNF była korzystna w eksperymentalnych modelach AAV (79).

WGET wyraźnie wykazał, że etanercept nie był skuteczny, a stosowanie etanerceptu w połączeniu z cyklofosfamidem wiązało się ze zwiększonym ryzykiem wystąpienia nowotworów (80).

Zarówno Infliksymab, jak i Adalimumab zostały zaproponowane jako środki wspomagające w zapaleniu naczyń nerkowych (81, 82).

Leflunomid został porównany z metotreksatem w celu utrzymania remisji. Leflunomid (30 mg/dobę) okazał się skuteczny w zapobieganiu nawrotom choroby w GPA (83).

6.3. Konwencjonalna terapia pierwszej linii

Leczenie ANCA niewydolności nerek związanej z zapaleniem naczyń polega na stosowaniu sterydów w połączeniu z innymi czynnikami niesteroidowymi (cyklofosfamidem) w celu wywołania remisji choroby (84). W obecności niewydolności nerek wymiana osocza jest często stosowana jako uzupełnienie leczenia farmakologicznego (85).

Po osiągnięciu remisji, schemat używany do utrzymania remisji obejmuje niższe dawki sterydów związanych z innymi immunosupresyjnymi lekami, takimi jak azatiopryna.

7. Prognoza

Pomimo postępów w leczeniu AAVassocjowanych z niewydolnością nerek, ich rokowanie pozostaje słabe. Zapalenie naczyń C-ANCA wiąże się z wysoką zachorowalnością i śmiertelnością. Kilka badań ograniczonych do pacjentów z GPA sugeruje, że śmiertelność jest bardzo wysoka w porównaniu z populacją ogólną (86). Rozpoznanie GPA, a nie MPA, jest markerem złego rokowania z podwyższonym ryzykiem nawrotu choroby i śmiertelności (87).

Śmiertelność jest silnie związana z zaawansowanymi zaburzeniami czynności nerek, większą aktywnością choroby i niskim poziomem hemoglobiny (88).

Europejskie badanie 535 pacjentów z AAV potwierdziło, że wysoka śmiertelność w pierwszym roku była związana z zakażeniami (48%), aktywnym zapaleniem naczyń (19%), a następnie z chorobami układu krążenia (26%), nowotworami (22%) i zakażeniami (20%) (88).

Najnowsza analiza badań NORAM, CYCAZAREM, CYCLOPS i MEPEX wykazała, że wczesna śmiertelność w pierwszym roku była bardziej związana z terapią (59% zgonów) niż z aktywnością choroby (14% zgonów) (89).

Przeprowadzono kilka badań w celu określenia czynników prognostycznych dla wyników leczenia nerki. Grupa EUVAS wykazała, że wiek, początkowa czynność nerek, prawidłowy odsetek kłębuszków nerkowych i zmiany w obrębie śródmiąższowych naczyń krwionośnych były predyktorami wskaźnika filtracji kłębuszkowej (GFR) w wieku 12 miesięcy. Ponadto przewlekłą dializę przewidywał odsetek włóknistych półksiężyców, odsetek prawidłowych kłębuszków nerkowych oraz ramię zabiegowe (90).

ANCA jest nie tylko markerem diagnostycznym, ale także markerem aktywności choroby (91, 92). Kilka badań sugeruje, że wykrycie ANCA może przewidywać nawrót choroby, jednak Finkielman i inni nie stwierdzili korelacji między poziomem PR3-ANCA a aktywnością choroby u pacjentów z GPA (93). Tak więc leczenie ANCA vasculitis nie może opierać się jedynie na pomiarach miana ANCA (94).

Do oceny aktywności zapalenia naczyń używa się wielu punktów i narzędzi. Guillevin i inni opracowali Pięcio Czynnikowy Wskaźnik Skoku (FFS), który opierał się na pięciu czynnikach związanych z wyższym wskaźnikiem zgonów w ciągu pięciu lat (95).

Słabe rokowanie związane było z wiekiem> 50 lat, obecnością kardiomiopatii, nefropatii (białkomocz > 1g/l, a kreatynina > 1,58 mg/dl), zajęciem przewodu pokarmowego i ośrodkowego układu nerwowego.

FFS ≥ 2 wiązało się z 53% śmiertelnością w 6 roku życia, w porównaniu z 14% u chorych z FFS = 0. Tabela (5, 6).

Niewydolność nerek : stężenie kreatyniny w surowicy ≥ 140µmol/l
Proteinuria ≥ 1g/dzień
Zaangażowanie centralnego układu nerwowego
Kardiomiopatia
Ciężkie zaangażowanie żołądkowo-jelitowe (GI) : Krwawienie z przewodu pokarmowego, wykroczenia, zapalenie trzustki

Tabela 5: Wynik FFS.

FFS	Przetrwanie w wieku 5 lat	Relatywne ryzyko śmiertelności
0	88.1	0.62
1	74.1	1.35
≥2	54.1	2.4

Tabela 6: interpretacja wyników FFS.

Birmingham Vasculitis Activity Score (BVAS) jest wskaźnikiem klinicznym aktywności w układowym martwiczym zapaleniu naczyń, jest także wskaźnikiem rokowania (96, 97). Jest przeznaczony do dokumentowania nowego lub pogarszającego się stanu klinicznie aktywnego zapalenia naczyń. BAVS zawiera 56 objawów klinicznych i objawów w dziewięciu oddzielnych systemach narządów. Karta wyników rejestruje obecność lub brak każdej pozycji, łączny wynik na wszystkich dziewięciu systemach daje wskazanie bieżącej aktywności choroby (98). Załącznik 1.

Vasculitis Damage Index (VDI) jest czułym narzędziem do oceny nieodwracalnego uszkodzenia tkanek w układowym zapaleniu naczyń oraz do oceny konsekwencji leczenia immunosupresyjnego (99). Załącznik 2

Rozdział 3

Toczeń układowy Erythematosus i uszkodzenie nerek

1. Wprowadzenie

Toczeń rumieniowaty układowy (systemic lupus erythematosus) jest wielosystemowym zaburzeniem autoimmunologicznym, którego mediatorami są patogenne kompleksy immunologiczne o wieloczynnikowej etiologii.

Toczeń po raz pierwszy został użyty w 1846 roku do opisu zmian skórnych o charakterze erozyjnym, następnie został uznany za chorobę układową przez Moriza Kaposiego w latach 1837-1902. W ciągu ostatnich 40 lat zachorowalność na tę chorobę prawie się potroiła, wahając się w granicach 2- 8 na 100.000 rocznie. Jego częstość występowania wynosi od 20-70 na 100.000 (100).

Toczeń rumieniowaty układowy (systemic Lupus erythematosus - SLE) występuje w każdym wieku, ale najczęściej między 10 a 50 rokiem życia, wydaje się być bardziej powszechny u kobiet, Afrykańczyków i mieszkańców miast. Główne objawy patologiczne są powodowane przez złożone depozyty immunologiczne i proces zapalny, najczęściej dotknięte organy to skóra, stawy, nerki i serce.

Epidemiologia toczniowego zapalenia nerek jest zróżnicowana w różnych populacjach, około 40-70% chorych na SLE zapada na toczniowe zapalenie nerek, 10-30% z nich osiąga postępy w końcowej fazie niewydolności nerek (100).

2. Patogeneza tocznia rumieniowatego układowego (systemic lupus erythematosus)

Tru jest przewlekłą chorobą autoimmunologiczną spowodowaną utratą tolerancji na autoantygeny z produkcją autoprzeciwciał, odkładaniem się kompleksów immunologicznych i limfoproliferacją (102). Genetyka, hormony i czynniki środowiskowe są uważane za główne czynniki etiologii tru (103).

Patogeneza tru obejmuje kilka komórek i molekuł, które uczestniczą w apoptozie, wrodzonych i adaptacyjnych odpowiedzi immunologicznych. Dwoma głównymi mechanizmami patologicznymi w tru są: zakończenie autotolerancji, które indukuje produkcję autoprzeciwciał oraz zapalna konsekwencja tworzenia się kompleksów immunologicznych.

Czynnikiem wyzwalającym w tym procesie jest zwiększenie ilości endogennych kwasów nukleinowych przez komórki apoptotyczne. Wykazano w tej chorobie przyspieszoną apoptozę, nieprawidłową fagocytozę komórek apoptotycznych oraz defekty fragmentacji DNA lub zaburzenia klirensu komórek apoptotycznych, wszystkie te elementy prowadzą do gromadzenia się zanieczyszczeń komórkowych (104).

Ten apoptotyczny odłamek służy jako potencjalne źródło autoantygenów, będą one prezentowane komórkom T przez komórki dendrytyczne. Ten związek pomiędzy T i komórkami dendrytycznymi przyczynia się do aktywacji komórek T, które wydzielają różne cytokiny (IL10, IL23...) i indukują produkcję autoprzeciwciał przez komórki B (104, 105). Rysunek 5

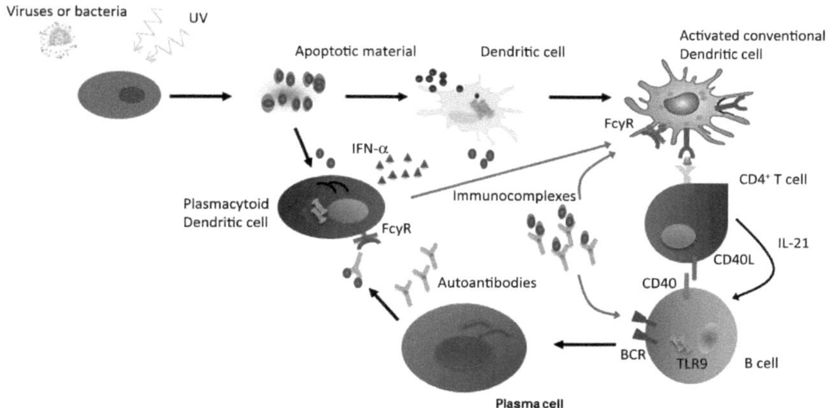

Rysunek 5 :patogeneza tru (106).

SLE charakteryzuje się produkcją autoprzeciwciał, które reagują z różnymi składnikami komórkowymi i pozakomórkowymi, w tym z DNA, nukleoproteinami, składnikami cytoplazmy i antygenami powierzchniowymi komórek.

W toczniu przedmiotem kontrowersji jest charakter autoprzeciwciał istotnych dla choroby oraz antygenów docelowych. Jednym z głównych celów dla autoprzeciwciał w tru są nukleosomy, które są normalnymi produktami apoptozy. Nasilająca się apoptoza nie wystarcza do wywołania produkcji autoprzeciwciał w tru, prawdopodobnym mechanizmem jest modyfikacja białka podczas apoptozy, która czyni nukleosomy immunogennymi.

Uszkodzeniu tkanki sprzyja rekrutacja komórek zapalnych, reaktywnych półproduktów tlenowych, produkcja cyjokin zapalnych i modulacja kaskady koagulacyjnej. Ponadto w uszkodzeniach tkanek biorą udział również receptory płatne (TLR), kompleksy immunologiczne i drogi aktywacji dopełniacza (107 108).

3. Fizjopatologia toczniowego zapalenia nerek (Lupus nephritis)

Toczniowe zapalenie nerek charakteryzuje się urazem immunologicznym w kłębuszkowych, naczyniowych i tubulointerstitialnych przedziałach nerek.

Patogeneza toczniowego zapalenia nerek obejmuje różne mechanizmy patogenetyczne. Autoprzeciwciała i komórki B są niezbędne do inicjacji toczniowego zapalenia nerek, ich dokładna rola w rozwoju zmian kłębuszkowych jest nie do końca poznana. Ziarniste złogi immunoglobulin i dopełniacza wzdłuż kłębuszkowej ściany naczynia włosowatego wskazują na chorobę z kompleksem immunologicznym (109). Kilka badań wykazało, że przeciwciała wiążą się raczej z wieloma wewnątrznerczowymi autantygenami niż z odkładaniem się krążących kompleksów immunologicznych (IC). Depozyt IC w mezangium, otrzewnowych naczyniach włosowatych i tubulointerstitialnych zależy od jakości autoprzeciwciał, czasu trwania i ciężkości toczniowego zapalenia nerek (110,111, 112). Rysunek 6.

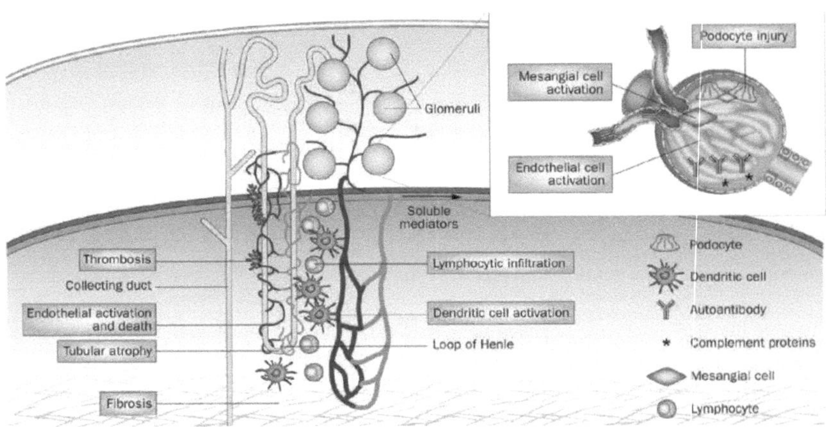

Rysunek 6: Mechanizmy toczniowego zapalenia nerek (109).

Przeciwciała anty-DNA są nie tylko markerem diagnostycznym, ale również aktywnie uczestniczą w patogenezie toczniowego zapalenia nerek poprzez zdolność do wiązania się z antygenami powierzchni komórek lub składnikami błony podstawnej kłębuszków, takimi jak aktynina i laminina (113, 114, 115).

Przeciwciała antyDNA aktywują komórki śródbłonka i komórki mezangialne za pomocą różnych mechanizmów (116):

1- Odkładanie się preformowanych krążących kompleksów immunologicznych (DNA/antydsDNA) w nerkach.
2- Wiązanie anty-DNA z antygenami kłębuszkowymi, takimi jak laminina, aneksyna II lub heparyna.
3- Reaktywność krzyżowa z antygenami Non-DNA, przeciwciałami anty-dsDNA/chromatynowymi wiążącymi się z nukleosomami/DNA obecnymi w matrycy kłębuszkowej, jako najbardziej przekonywująca ze względu na interakcje ładunek/ładunek. Krążące DNA/jądra mogą odkładać się w kłębuszkowej błonie podstawnej i służyć jako antygen dla autoprzeciwciał.

Niektóre badania wykazały, że toczniowe zapalenie nerek może wystąpić pomimo braku przeciwciał anty-DNA, co oznacza, że istnieją inne antygeny niż DNA, które mogą zainicjować odpowiedź przeciwciała, która jest krzyżowo reagująca z ds DNA (117,118).

Wykazano, że w genezie toczniowego zapalenia nerek występuje szerokie spektrum autoprzeciwciał, takich jak antyC1q, anty Ro, przeciwciała przeciwko laminatom, kolagenowi i fibrynogenowi(119). Tabela7

Konstrukcja wiążąca/nadnercza	autoprzeciwciała
Membrana kłębuszkowa w piwnicy	AntiDNA
	Nukleosom przeciwjądrowy
	antyRo
	antykopalnia
	antyC1q
Komórki kłębuszkowe	antiDNA
	Antynukleosoma
	antyC1q
	antyα-laktyna
	anty rybosomalne białko P
Tubular	AntiDNA
	antyC1q

Tabela 7: Zaburzenia czynności nerek w zależności od rodzaju autoprzeciwciał(120,121).

Osadzanie kompleksów immunologicznych na kłębuszkach nerkowych indukuje produkcję chemokin (MCP-1...) w komórkach mezangialnych, co prowadzi do ostrego rozrostu kłębuszków nerkowych charakteryzującego się ekspansją mezangialną i naciekiem komórkowym do kłębuszków (122). Ponadto kompleksy immunologiczne aktywują zapalenie nadnerczy przez TLR w komórkach makrofagów wewnątrznerczowych i dendrytycznych. CI aktywują również śródbłonek kłębuszkowy, komórki mezangialne do produkcji cytokin prozapalnych, takich jak TGFβ, IFNα i IFNβ, które przyczyniają się do uszkodzenia nerek (123 124).

Aktywacja TGFβ2(czynnik wzrostu β) zwiększa różdżkę syntezy kolagenu indukując włóknienie i powstawanie kłębuszków mięśniowych z nieodwracalnym uszkodzeniem kłębuszków (125, 126).

Aktywacja dopełniacza jest jednym z głównych graczy w inicjowaniu reakcji zapalnej w toczniowym zapaleniu nerek. Istnieje silny dowód, że aktywacja uzupełnienia jest szkodliwa w toczniowym zapaleniu nerek (127), częstość występowania tocznia jest wyższa u osób z niedoborem składników C1, C2 i C4(128).

Blokowanie alternatywnej drogi dopełniacza przyczynia się do zmniejszenia ciężkości choroby nerek w modelu tocznia mórz (128, 129).

Znaczna liczba komórek T i makrofagów nacieka do nerek w toczniowym zapaleniu nerek. Komórki T przyczyniają się do uszkodzenia tkanki, aktywując i wspomagając nefrytogenne komórki B wytwarzające przeciwciała, rekrutując makrofagi, komórki dendrytyczne (DC) i produkujące cytokiny (130).

Ostatnio niektóre badania wykazały znaczenie komórek T (CD4, CD8) i B jako efektorów toczniowego zapalenia kłębuszków nerkowych. Naciekają one do nerek przez kilka chemokin, czynniki chemotaktyczne, takie jak MCP-1 (monocytowy czynnik chemoatrakcyjny 1) oraz cząsteczki adhezyjne, takie jak ICAM-1 (międzykomórkowa cząsteczka adhezyjna 1). Wszystkie te czynniki ułatwiają rekrutację komórek jednojądrowych do kłębuszków nerkowych i tubulo-interstitium (131, 132).

Aktywowane limfocyty T wywołują zapalenie okołokomórkowe, infiltrację makrofagów i komórek dendrytycznych odpowiedzialnych za łagodny początek białkomoczu (133).

Schlomchik i wsp. wykazali kapitałową rolę komórek B w patogenezie toczniowego zapalenia nerek (lupus nephritis) w krzyżowym modelu toczniowego zapalenia nerek (134). Patogenne komórki B spełniają wiele funkcji, które przyczyniają się do toczniowego zapalenia nerek. Po pierwsze, wytwarzają autoprzeciwciała szkodliwe dla tkanki nerkowej. Po drugie, komórki B prowadzą do cytotoksyczności, w której pośredniczą w interakcji z dopełniaczem i uwalnianiu mediatorów zapalnych (135).

Nefrytogenne autoprzeciwciała zostały scharakteryzowane jako IgG w izotypie i będąc IgG2 i IgG2b w podklasie, krzyżują się z wieloma autoprzeciwciałami, takimi jak DNA, fosfolipidy, błona podstawna, laminat i siarczan heparanu (136). Poziom autoprzeciwciał nie koreluje z ciężkością zmiany nerkowej, prawdopodobnie jakość przeciwciał jest ważniejsza niż ich ilość (137).

Neutrofile, makrofagi i plamacytoidy (DC) przyczyniają się również do uszkodzenia nerek, neutrofile aktywują plazmacytoid i prowadzą do produkcji interferonu typu I (138, 139). Jednak DC i makrofagi produkują cytokiny prozapalne typu 1 (IL-12, IL-18 i IFNγ), wyrażają receptory chemokinowe, oddziałują z autoreaktywnymi komórkami T w celu pozyskania dodatkowych komórek zapalnych (140).

Uszkodzenie nerek w toczniowym zapaleniu nerek jest inicjowane przez odkładanie się autoprzeciwciał i/lub kompleksów immunologicznych w komórkach nerkowych. Dlatego kłębuszki, których to dotyczy, stają się siedliskiem proliferacji komórek, migracji komórek nabłonkowych i produkcji macierzy pozakomórkowej, cały ten proces przyczynia się do rozwoju ogniskowej segmentowej kłębuszków nerkowych (141).

Czynniki genetyczne, produkcja substancji wazoaktywnych, takich jak kallikreina, nadciśnienie tętnicze, białkomocz i leki nefrotoksyczne, są głównymi determinantami postępu choroby nerek (142).

Ponadto tworzenie się półksiężyca jest wynikiem aktywacji komórek nabłonka ciemieniowego, które wypełniają przestrzeń Bowmana, proces ten jest spowodowany pęknięciem kłębuszkowej błony podstawnej, która umożliwia przedostanie się fibrynogenu i osocza do przestrzeni Bowmana. W przypadku braku leczenia komórki ciemieniowe tracą polaryzację i wytwarzają matrycę, która przekształca półksiężyce komórkowe w półksiężyce włókniste z kłębuszkiem miażdżycowym.

4. Diagnoza tocznia rumieniowatego układowego (systemic lupus erythematosus)

U pacjenta z toczniem rumieniowatym układowym występują różne objawy kliniczne.

4.1. Nieszczególne przejawy

Zmęczenie, gorączka, utrata wagi...

Objawy te mogą naśladować inne choroby, takie jak infekcje i inne choroby autoimmunologiczne.

4.2. Szczególne manifestacje

- **Dermatologiczne :**

Objawem dermatologicznym jest wstępna prezentacja w 20%. U 70-80% chorych na toczeń rumieniowaty układowy występują zmiany skórne. Cecha śluzówkowa jest prawie uniwersalna w tru, obejmuje cztery kryteria diagnostyczne tocznia (143, 144).

-*Wysypka malarska* : nazywana wysypką motylkową, jest wysypką rumieniową na policzkach i mostku nosowym, jest swędząca i bolesna. Wysypka może trwać od dni do tygodni.

-*Photosensibility* : Niewystarczająca wysypka pojawia się po ekspozycji na słońce. Występuje u 60-100% chorych na SLE.

-*Wysypka dyskoidalna*: płytki z pęcherzykowatymi zatorami i bliznami, często widoczne na twarzy, szyi i skórze głowy. pojawiają się w 25% przypadków.

-*Alopecia* : wpływa na obszary skroniowe lub tworzy mniej plamek jak wzór włosów.

-*Błony śluzowe :* występują u 25-45% chorych na tru, są to nieregularnie wzniesione białe blaszki, obszar rumienia i wrzodów z rumieniem surrondingowym na podniebieniu miękkim lub twardym, lub błonie śluzowej policzków.

-*Inne zmiany chorobowe :* Zjawisko Raynauda, livingo reticularis, panniculitis.

- **Objawy mięśniowo-szkieletowe**

Układ mięśniowo-szkieletowy jest dotknięty 53-95% SLE (145).

-Artretyzm, *zapalenie stawów*: obecne w 95% przypadków, mają tendencję do asymetrii migracyjnej. Obejmują one małe stawy rąk, nadgarstków i kolan.

-*Osteonekroza* : często spowodowana terapią glikokortykoidami.

-*Zapalenie naczyń krwionośnych* jest wczesnym objawem tru.

-*Zapalenie błon śluzowych*: odnotowano go w 5-11% tru, może rozwinąć się w każdej chwili podczas tej choroby.

- **Cechy nerwowo-psychiatryczne**

Toczeń rumieniowaty układowy dotyczy zarówno ośrodkowego, jak i obwodowego układu nerwowego. Objawy nerwowe występują w 25-75%. Są one jedną z głównych przyczyn zachorowalności i śmiertelności.

Istnieją różne objawy kliniczne: aseptyczne zapalenie opon mózgowych, mielopatia, neuropatia optyczna, poprzeczne zapalenie rdzenia, encefalopatia, depresja.

Niektóre badania wykazały, że przeciwciała antyfosfolipidowe (antiphospholipid antibodies - APL) występowały u chorych na SLE z objawami neurologicznymi (146, 147).

- **Objawienie się nerek**

Objawy nerkowe są częste i mogą się różnić od łagodnych do ciężkich.

Prawie 50-60 % wszystkich chorych na tru zapada na kłębuszkowe zapalenie nerek podczas

Przebieg ich choroby, jest główną przyczyną zachorowalności i śmiertelności.

U pacjenta występuje szybko postępujące kłębuszkowe zapalenie nerek, zespół nefrytowy, mikroskopijny krwotok i nadciśnienie tętnicze (148).

Analiza moczu pozostaje bardzo ważnym testem do wykrywania aktywności NL.

- **Objawy hematologiczne**

Zaburzenia hematologiczne występują bardzo często w toczniu rumieniowatym układowym (149).

-*Niedokrwistość* : jest skorelowana z aktywnością choroby. Mechanizm niedokrwistości jest różny, jest on spowodowany hemolizą (mikroangiopatia, autoimmunologiczna z dodatnim testem koszulkowym), utratą krwi, hipersplenizmem, lekami.

-*Leukopenia*: liczba białych krwinek < 4500/mm3 została zgłoszona do 30-40% przypadków.

-*Trombocytopenia*: łagodna trombocytopenia występuje w 25-50%. Mechanizm trombocytopenii : immunologiczne niszczenie płytek krwi, hipersplenizm, niedokrwistość hemolityczna.

- **Objawy oddechowe**

Opłucna z bólami opłucnowymi w klatce piersiowej występuje w 45-60%.

Inne objawy : toczniowe zapalenie płuc, zator, nadciśnienie płucne.

Krwotok pęcherzykowy jest rzadkim, ale katastroficznym powikłaniem tru, badanie bronchoskopowe z płukaniem oskrzelowo-pęcherzykowym i biopsje przezskórne płuc potwierdzają rozpoznanie (144).

- **Cechy sercowo-naczyniowe**

Objawy sercowe	**Objawy naczyniowe**
Zapalenie osierdzia: 25% chorych na tru.	Zjawisko Raynauda :25%
Zajęcie mięśnia sercowego : rzadkie i występuje w toczniu aktywnym.	Cyfry niedokrwienne
	Cyfry wrzody
Zapalenie naczyń wieńcowych : rzadkie	Livedo reticularis
Libman sacks endocarditis : niezakaźne	

Tabela 8 :Główne cechy sercowo-naczyniowe.

- **Cechy przewodu pokarmowego**

Objawy z przewodu pokarmowego występują w 25-40%: dyspepsja w 11-50%, wrzody trawienne w 4-21%.

Odnotowano również zapalenie otrzewnej, krezki i naczyń krwionośnych, zapalenie trzustki oraz zapalenie jelit. Zakrzepica mezenteryczna i zawał są często związane z przeciwciałami antyfosfolipidowymi.

Częstość występowania hepatogalii wynosi 12-25%. Stłuszczenie jest częstym stwierdzeniem, że jest ono spowodowane przez proces chorobowy lub leczenie kortykosteroidami (150).

- **Okazjonalna manifestacja**

Najczęściej spotykane cechy to zapalenie rogówki (25%), śródmiąższowe zapalenie rogówki, zapalenie jelit i zajęcie siatkówki.

- **Inne manifestacje**

Lymphadenopatia : występuje w 40%, węzły chłonne są miękkie, nieczułe, dyskretne, założone w okolicy szyjki macicy, pachwin i pachwin.

Splenomegalia : występuje w 10-45%, szczególnie podczas aktywnej choroby.

Objawy endokrynologiczne : Dysfunkcja tarczycy, niedobór witaminy D.

4.3. Badania serologiczne

Przeciwciała anty-dsDNA i anty-Sm są wysoce specyficzne dla tru. Obserwuje się je odpowiednio u 70-30% chorych na tru (151).

Przeciwciała anty-Ro/SSA i anty-La/SSB są obecne u około 30% i 20% pacjentów z tru.

Przeciwciała anty-RNP obserwuje się u około 25% chorych na tru, są one prawie obecne u pacjentów z mieszaną chorobą tkanki łącznej.

Przeciwciała przeciwko białkom P mają wysoką swoistość i niską czułość na toczeń rumieniowaty układowy.

Przeciwciała	Częstotliwość:
Anti-DNA	80%-100%
Antihistone	80%
Antynukleosomu	90%
Anti-Sm	10%
Anti-RNP	40%
Anti-SSA	30%
Anti-SSB	10%-20%
antyirybosom	10%

Tabela 9: Częstotliwość występowania autoprzeciwciał w SLE.

4.4. Kryteria klasyfikacji

Klasyfikacja TheAmerican College of Rheumatology (ACR) jest często stosowana przez klinicystów jako wskazówka w diagnostyce tocznia. Zazwyczaj cztery lub więcej z jedenastu kryteriów tocznia muszą być obecne, aby można było postawić diagnozę tocznia ogólnoustrojowego.

Tabela 10.

Klasyfikacja Amerykańskiego Kolegium Reumatologicznego

- **Wysypka malarska**: wysypka w kształcie motyla na policzkach
- **Discoidalna wysypka**: Erytermicznie uniesione plamy z przylegającymi keratotycznymi zrostami i zatykaniem się pęcherzyków; blizny zanikowe występują w starszych, czerwonych plamach.
- **Światłoczułość**: wysypka na skórze w wyniku nietypowej reakcji na światło słoneczne
- **Wrzody jamy ustnej**: Owrzodzenie jamy ustnej lub nosowo-gardłowej, zwykle bezbolesne.
- **Zapalenie stawów**: nieżrące w dwóch lub więcej stawów, wraz z tkliwością, obrzękiem lub wysiękiem. Przy nieagresywnym zapaleniu stawów, kości wokół stawów nie ulegają zniszczeniu.
- **Zapalenie błon surowiczych**: zapalenie osierdzia i/lub zapalenie opłucnej płuc
- **Zaburzenia neurologiczne**: napady drgawek i/lub psychozy
- **Zaburzenia nerek**: Trwała białkomocz trwała >0,5 g na dobę lub >3+ , zaburzenie hematuriauryny
- **Nieprawidłowości hemotologiczne :** Niedokrwistość hemolityczna z reticulocytozą, lub

    b. Leukopenia: <4000/mm3, lub

    c. limfopenia: <1500/mm3; lub

    d. Trombocytopenia: <100 0000/mm3.

- **Zaburzenia immunologiczne**: Przeciwciała przeciwko dwuniciowemu DNA, lub Przeciwciała przeciwko Sm, lub przeciwciała antyfosfolipidowe.
- **Przeciwciała przeciwjądrowe (Antinuclear antibodies - ANA):** Test z wynikiem pozytywnym

Tabela 10: Amerykańskie Kolegium Reumatologiczne (The American College of Rheumatology) zmieniło kryteria klasyfikacji tocznia rumieniowatego układowego.

5. Toczniowe zapalenie nerek (Lupus nephritis)

toczniowe zapalenie nerek definiuje się jako objawy kliniczne i laboratoryjne, które spełniają kryteria ACR (przetrwała białkomocz > 0,5 g dziennie lub więcej niż 3+ za pomocą bagnetu, i/lub rzuty komórek, w tym krwinek czerwonych, hemoglobiny, ziarnistych, rurowych lub mieszanych).

Biopsja nerki jest złotym standardem w precyzyjnej diagnostyce i klasyfikacji toczniowego zapalenia nerek. Celem biopsji nerki jest nie tylko postawienie diagnozy, ale także określenie rokowania i podjęcie decyzji terapeutycznej. Biopsja nerki powinna zawierać minimum 10 kłębuszków nerkowych. Biopsja nerki wymaga badania w mikroskopie świetlnym i immunofluorescencji. Wyniki biopsji muszą być interpretowane przez lekarza kierującego na podstawie prezentacji klinicznej i wyników badań serologicznych.

Zmiany kłębuszkowe są zmienne w toczniowym zapaleniu nerek, co prowadzi do bardziej złożonej ekspresji klinicznej tej choroby. Dotyczy to wszystkich przedziałów nefryny, w tym kłębuszków nerkowych, naczyń i tubulointerstitium. Tabela 11

Przegroda	Rodzaj zmiany chorobowej
Mesangium	Wielokrotne i progresywne zmiany chorobowe : -Hiperkomórkowość , akumulacja matrycowa. -Mezangialne rozprzestrzenianie. - złogi wewnątrzbłonowe/podbitkowe. - Półksiężyce komórkowe -zmiany twardnieniowe - Martwica fibrynoidalna, Zakrzepy fibrynowe
Naczyniowy	-Kumulacja leukocytów -Uszkodzenie komórek śródbłonka -Proliferacja endokapilarna -Niszczenie ściany kapilarnej

	-Deponowanie złożone immunologicznie
tubulointerstitium	-Obecny w 30-60% przypadków - Infiltracja leukocytarna -zapalenie śródmiąższowe, schowek

Tabela 11 : Komora nerkowa zaatakowana w tru.

Na podstawie biopsji nerki WHO zaproponowała (1974) pierwszą klasyfikację toczniowego zapalenia nerek. W tej klasyfikacji nie było różnic jakościowych między klasą III i IV. Klasyfikacja ta została zmodyfikowana w 1982 roku przez międzynarodowe badania chorób nerek w grupie dziecięcej (151), a następnie zmieniona w 1995 roku (152).

W 2003 r. międzynarodowe towarzystwo nefrologii i patologii renu zaproponowało zmienioną klasyfikację toczniowego zapalenia nerek (153). Tabela 12

Klasyfikacja ta zachowała prostotę klasyfikacji WHO, aktywność i wskaźniki chroniczności stosowane od 1982 i 1995 roku. Ponadto dodano nową modyfikację, w której wyjaśniono różne kategorie i określono znaczenie uszkodzeń naczyń krwionośnych. Klasyfikacja ta ma jednak również kilka punktów tygodniowych, którymi są :

1- niewyjaśniona rola złóż podśródbłonkowych w określaniu klasy ;

2- niewprowadzenie zmiany tubulointerstitium w tej klasyfikacji ;

3- brak wskaźnika stopnia aktywności, który jest istotny przy podejmowaniu decyzji o bardziej agresywnej terapii. Tabela 13

International Society of Nephrology/Renal Pathology Society 2003 Classification of Lupus Nephritis

Klasa I Minimalne mezangialne LN

- Normalne kłębuszki LM, ale mezangialne depozyty immunologiczne IF

Klasa II Mezangial proliferacyjny LN

- Hiperkomórkowość czysto mezaninowa dowolnego stopnia lub rozszerzenie mezaninowej macierzy przez LM, z mezaninowymi złogami immunologicznymi
- Może istnieć kilka izolowanych podnabłonkowych lub podśródbłonkowych złogów widocznych przez IF lub EM, ale nie przez LM

Klasa III Ogniskowa LN*
- Aktywne lub nieaktywne ogniskowe, segmentowe i/lub globalne endo- i/lub pozaszczepkowe GN obejmujące < 50% wszystkich kłębuszków, zwykle z ogniskowym podśródbłonkiem.
depozytów immunologicznych, z lub bez zmian mezangialnych.
- III (A): Zmiany czysto aktywne: ogniskowe rozrostowe LN
- III (A/C): Zmiany czynne i przewlekłe: ogniskowe rozrostowe i sklerozacyjne LN
- III (C): Przewlekła nieaktywność z bliznami kłębuszkowymi: stwardnienie ogniskowe LN

Klasa IV Dyfuzja LN*

- Aktywne lub nieaktywne ogniskowe, segmentowe i/lub globalne endo- i/lub pozafilakularne GN obejmujące > 50% wszystkich kłębuszków, zwykle z rozproszeniem podśródbłonkowych depozytów immunologicznych, z lub bez zmian mezangialnych. Klasa ta jest podzielona na rozproszone segmentowe (IV-S), gdy > 50% zaangażowanych w nią osób
Kłębuszki nerkowe mają zmiany segmentowe, a rozproszone globalne (IV-G), gdy >50% zaangażowanych kłębuszków nerkowych ma zmiany globalne. Segmental jest zdefiniowany jako
zmiany kłębuszkowe, które dotyczą mniej niż połowy tufu kłębuszkowego
- IV-S(A) lub IV-G(G): Zmiany czysto aktywne: rozproszone, segmentowe lub globalne rozrostowe LN
- IV-S(A/C) lub IV-G (A/C): Aktywne i przewlekłe zmiany chorobowe: rozproszone, segmentowe lub globalne rozrostowe i sklerozujące LN
- IV-S(C) lub IV-G(C): Nieaktywne z bliznami kłębuszkowymi: rozproszone, segmentowe lub globalne stwardnienia LN

Klasa V Membranous LN

- Globalne lub segmentalne podnabłonkowe złogi immunologiczne lub ich morfologiczne następstwa przez LM oraz przez IF lub EM, z lub bez zmian mezangialnych

Klasa VI Zaawansowana skleroza LN

- ≥90% kłębuszków nerkowych stwardniałych na całym świecie bez aktywności resztkowej

Tabela 12: Klasyfikacja toczniowego zapalenia nerek 2003.

A: aktywny, C: przewlekły, S: segmentowy, G: globalny, LN: toczniowe zapalenie nerek,

LM: mikroskop świetlny

EM : mikroskop elektroniczny, IF : immunofluorescencja.

Aktywne i przewlekłe zmiany chorobowe	
Aktywne zmiany chorobowe:	-Hiperkomórkowatość endokapilarna z lub bez Leukocyte -infiltracja i ze znaczną redukcją luminalną Karyorrhexis -Nekroza Fibrynoidalna -Pęknięcie kłębuszkowej membrany piwnicy -Półksiężyce, komórkowe lub włóknistokomórkowe -Złoża podśródbłonka zidentyfikowane za pomocą mikroskopu świetlnego (pętle druciane) -Śródmięśniowe agregaty immunologiczne (hialinowe skrzepy) -Zapalenie śródmiąższowe
Przewlekłe zmiany chorobowe:	-Stwardnienie glisterowe (segmentowe/globalowe) -Zrosty włókniste -Włókniste półksiężyce -Zanik rurki -Zwłóknienie śródmiąższowe (Interstitial fibrosis)

Tabela 13: Aktywne i przewlekłe zmiany kłębuszkowe określone w klasyfikacji ISN/RPS toczniowego zapalenia nerek (153).

6. Leczenie toczniowego zapalenia nerek (Lupus nephritis)

Leczenie toczniowego zapalenia nerek ewoluowało na przestrzeni trzech dekad. Celem leczenia jest zmniejszenie aktywności choroby, uzyskanie całkowitej remisji, przywrócenie funkcji nerek, zapobieganie pogarszaniu się stanu nerek przy krótkim czasie trwania i mniejszej ilości działań niepożądanych. Rozwój schyłkowej niewydolności nerek (end stage renal disease - ESRD) został ograniczony dzięki wprowadzeniu leków immunosupresyjnych. Decyzja o terapii zależy od stopnia zaawansowania choroby, klasyfikacji toczniowego zapalenia nerek, objawów klinicznych i tolerancji leków.

6.1. Toczniowe zapalenie nerek klasa I i klasa II

Ogólnie rzecz biorąc, w toczniowym zapaleniu nerek klasy I nie ma konieczności stosowania żadnej terapii.
Wytyczne KDIGO zalecają, aby leczenie NL I opierało się na pozaustrojowych manifestacjach tocznia (155).
U pacjentów z rozrostem mezangialnym (LN klasa II) kortykosteroidy mogą być podawany w celu zapobiegania postępowi choroby i rozwojowi LN klasy III lub IV. Środek immunosupresyjny powinien być stosowany w przypadku częstych nawrotów choroby lub utrzymującego się zespołu nerczycowego.

W wytycznych EULAR (European League Againt Rheumatism) zaproponowano prednizon (0,25-0,5 mg/kg/dobę) samodzielnie lub w połączeniu z azatiopryną w toczniowym zapaleniu nerek klasy II z białkomoczem> 1g/24H (156).

6.2. Toczniowe zapalenie nerek klasy III i IV

➢ **<u>Terapia indukcyjna</u>**

Dawka kortykoidów była w przeszłości głównym lekiem na toczniowe zapalenie nerek, w połowie lat 80. cyklofosfamid zapewniał skuteczność w przedłużaniu przeżycia nerek.
Austin i wsp. wykazali skuteczność dożylnego cyklofosfamidu związanego z glukokortykoidami w porównaniu z samym glukokortykoidem (157).
Dlatego też glukokortykoid i cyklofosfamid stały się standardowym schematem indukcji w toczniowym zapaleniu nerek. Steinberg i Decker zgłosili sukces cyklofosfamidu ze znacznie niższą częstością występowania końcowych etapów choroby nerek (158).
Krajowe instytuty zdrowia (NIH) są jednymi z przełomowych badań, które również wykazały, że cyklofosfamid ma najwięcej dowodów i długoterminowe wyniki działań następczych (159).

Zarówno wytyczne KDIGO, jak i ACR (American College of Rheumatology) zalecają wstępną terapię dużą dawką dożylnego metyloprednizolonu przez 3 dni, a następnie prednizolonu doustnego (0,5-1 mg/kg/D), a następnie zwężającą się do najniższej dawki skutecznej. Dożylny metyloprednizolon powinien być związany z cyklofosfamidem lub mykofenolanem mofetylu (MMF) (155,160).

Wytyczne KDIGO zalecają dożywotnie stosowanie maksymalnie 36 gramów cyklofosfamidu.

Euro-Lupus jest schematem opracowanym w celu oceny skuteczności krótszego czasu trwania i mniejszej dawki dożylnego pulsu cyklofosfamidu. W badaniu Euro-Lupus Nephritis Trial 90 pacjentów, głównie rasy kaukaskiej, było losowo wybranych dożylnie dożylnie cyklofosfamidu w wysokiej dawce (500-750 mg/m2 sześć impulsów miesięcznie, a następnie dwa impulsy co trzy miesiące) lub dożylnie cyklofosfamidu w niskiej dawce (500 mg stała dawka, co dwa tygodnie przez trzy miesiące) w połączeniu z metyloprednizolonem (trzy dni, 750 mg), a następnie prednizonem doustnym (0,5 do 1,0 mg/kg). Po impulsie cyklofosfamidu do obu ramion zabiegowych wprowadzono doustną azatioprynę (2 mg/kg). Po dziesięciu latach monitorowania nie stwierdzono istotnych różnic między tymi dwoma ramionami w odniesieniu do ERRS lub podwojenia zawartości kreatyniny w surowicy (161).

Wytyczne ACR sugerują zmianę alternatywnego leczenia w ciągu sześciu miesięcy, gdy odpowiedź jest niezadowalająca, natomiast wytyczne KDIGO zalecają zmianę lub powtórzenie biopsji nerki w ciągu pierwszych trzech miesięcy (155, 160).

W kilku badaniach przedstawiono dowody na obecność mykofenolanu mofetylu (MMF) jako terapii indukcyjnej toczniowego zapalenia nerek w alternatywnym leczeniu. Randomizowane badania prospektywne wykazały, że MMF miał taką samą skuteczność jak CYC i był stosunkowo tolerowany przez pacjenta (162). Ostatnie chińskie badanie wykazało, że wskaźnik przeżywalności nerek był wyższy i wynosił 86% u pacjentów z toczniowym zapaleniem nerek leczonych przez MMF związanym z glukokortykoidami (163).

W badaniu obejmującym 140 porównań doustnych MMF (1-2 g na dobę przez 24 tygodnie) i dożylnych cyklofosfamidów (protokół NIH), doustny MMF był skuteczniejszy niż IV CYC, wynik był głównie spowodowany przez osady z moczu (164). Jednak w badaniu ALMS (aspreva lupus management study) nie stwierdzono istotnej różnicy pomiędzy MMF i IV CYC, zastosowano złożony punkt końcowy spadku stosunku białkomoczu do kreatyniny oraz stabilizację lub poprawę poziomu kreatyniny w surowicy w dwóch tygodniach (165).

Wytyczne KDIGO zalecają stosowanie MMF do 3 g dziennie podczas leczenia indukcyjnego, podczas gdy ACR zaleca stosowanie MMF(3 g dziennie dla osób nie będących azjatami, 2 g dziennie dla azjatów) jako leczenie wstępne na podstawie kilku badań (155, 160).

Podsumowując, MMF i CYC mają co najmniej taką samą skuteczność, ale MMF wydaje się być preferowaną terapią u czarnych, młodych kobiet z życzeniami ciąży (166).

Istnieje ograniczona liczba randomizowanych danych z badań klinicznych dotyczących innych alternatywnych leków immunosupresyjnych. Skuteczność inhibitorów kalcyneuryny z kortykosteroidami jako leczenia indukcyjnego była zgłaszana u pacjentów z Czech, Chin i Japonii (167, 168, 169).

Bao i wsp. wykazali, że połączenie kortykosteroidów, takrolimusu i MMF wiązało się z wyższym wskaźnikiem całkowitej remisji u chińskich pacjentów (170).

W jednym z randomizowanych badań kontrolowanych badano skuteczność plazmaferezy u 86 pacjentów z ciężkim toczniowym zapaleniem nerek, u których okres obserwacji wynosił 136 tygodni, w związku z czym plazmafereza nie powinna być stosowana jako standardowa terapia toczniowego zapalenia nerek (171).

Melander i wsp. wykazali, że Rytuksymab jest skuteczny u pacjentów z nawrotami lub opornym ciężkim toczniowym zapaleniem nerek (172).

Leczenie adiunktuacyjne

Działania niepożądane wywołane przez schematy terapii przyczyniają się do zwiększenia zachorowalności na toczniowe zapalenie nerek. Korzyści ze stosowania wspomagających środków terapeutycznych zostały wykazane w kilku badaniach, a ostatnio zostały one poddane przeglądowi przez Massod i wsp.

Wszyscy chorzy na toczniowe zapalenie nerek z białkomoczem ≥ 0,5 g na 24 h powinni mieć blokadę układu renina-angiotensyna, która zmniejsza białkomocz i znacznie opóźnia podwajanie kreatyniny w surowicy.

Nadciśnienie powinno być kontrolowane za pomocą celu PA ≤ 130/80mmhg.

Wytyczne ACR i EULAR zalecają stosowanie hydroksychlorochiny dla wszystkich LN, ponieważ zmniejsza ona częstotliwość występowania flary.

Tabela 14.

Dyskoder	Leczenie
Hypertension	antiHTA, cel PA ≤ 130/80 mmhg
Proteinuria ≥ 0,5g na 24h	blokada układu renina-angiotensyna
Dyslipidemia	statyna
Zdarzenie zakrzepowo-zatorowe	acetylosalicylowy, acenokumarol
osteoporoza	wit. D, wapń, bifosfonian

Tabela 14: Podstawowe leczenie wspomagające.

➢ **Terapia podtrzymująca**

Contreras i wsp. porównywali IV CYC (0,5-1g/ m2 co 3 miesiące), doustne AZA(1-3 mg/kg/dobę) i doustne MMF (500-3 g/dobę) związane z prednizonem przez 25-30 miesięcy po indukcyjnym leczeniu CYC przez 6 miesięcy. Złożonym punktem końcowym była śmiertelność i wskaźnik przewlekłej niewydolności nerek. Terapia podtrzymująca za pomocą MMF lub AZA była skuteczniejsza i bezpieczniejsza niż IV CYC (174).

W ostatnim czasie przeprowadzono dwa randomizowane badania kontrolowane o różnych konstrukcjach badawczych w celu oceny optymalnego leczenia podtrzymującego w LN proliferacyjnym. Utrzymywanie MMF lub AZA po 53 miesiącach obserwacji wiązało się z podobnym odsetkiem zachorowań na raka nerkowego i zewnątrznerczowego, podwojeniem ilości kreatyniny w surowicy oraz infekcji (175).

W badaniu ALMAS porównywano terapię podtrzymującą z użyciem prednizonu i MMF z prednizonem i AZA, po 6 miesiącach od indukcji kortykosteroidami oraz MMF lub CYC w pierwszej grupie (MMF+prednizon) odnotowano niższą częstość występowania ognisk chorobowych (176).

Wytyczne ACR, KDIGO i EULAR zalecają stosowanie niskich dawek kortykosteroidów doustnych i azatiopryny (2 mg/kg/dzień) lub MMF (1-2 g/dzień) (155, 156, 160).

6.3. Lupus nephritis klasy V

Istnieje niewiele badań, które wykazują korzyści płynące z MMF, cyklosporyny i CYC dla redukcji białkomoczu (177, 178). Więc nie ma mocnego wniosku.

KDIGO zaleca, aby pacjenci z prawidłową czynnością nerek i białkomoczem nie-nerczycowym byli leczeni środkami przeciwbiałonurkowymi i przeciwnadciśnieniowymi.

W ciężkich pozanerczowych manifestacjach należy stosować kortykosteroidy lub środki immunosupresyjne.

Zarówno wytyczne Eular, jak i ACR zalecają stosowanie kortykosteroidów i MMF w przypadku czystego toczniowego zapalenia nerek i białkomoczu nerczycowego.

6.4. Lupus nephritis klasy VI

Klasa ta charakteryzuje się nieodwracalnym urazem nerek, dlatego pacjenci z VI klasą nie korzystają ze środków immunosupresyjnych.

7. Monitorowanie i prognoza

Do monitorowania aktywności tocznia dostępnych jest kilka zatwierdzonych skal aktywności choroby. SLEDAI (systemic lupus erythematosus disease index) i BILAG (British Isles lupus assessment group) są wrażliwe w badaniach klinicznych.

SLEDAI zapewnia jeden całkowity wynik aktywności, jest to lista 24 pozycji, z których 16 to badania kliniczne, a 8 to badania laboratoryjne. Załącznik 3.

Ostatnia aktualizacja do SLEDAI obejmuje SELENA-SLEDAI (safety of estrogens in lupus erythematosus : national assessment -SLEDAI), SELENA-SLEDAI dodaje trochę jasności do niektórych definicji aktywności w poszczególnych pozycjach bez zmiany podstawowego systemu punktacji (179).

Indeks BILAG oferuje bardziej kompleksowe podejście do oceny aktywności choroby tocznia. Skale aktywności choroby obejmują różne objawy tru. Niestety, niektóre skale aktywności choroby nie obejmują podskali nerkowej (180, 181).

Wczesne rozpoznanie raka lub nawrotu choroby nerek jest niezbędne do wykrycia nieleczonego zapalenia nerek i uniknięcia wynikającej z niego utraty funkcji nerek. Częstość występowania toczniowego zapalenia nerek szacuje się na 0,65 na rok obserwacji, istnieje kilka metod monitorowania pacjentów z toczniowym zapaleniem nerek (tabela 15).

Chociaż osad z moczu jest ważną wskazówką dla aktywności LN, nie jest on jednak wystarczający do określenia, czy występuje choroba nerek. Dlatego też osad moczu powinien być interpretowany w połączeniu z GFR i białkomoczem.

W ostatnich latach odkryto różne biomarkery do monitorowania NL, obecność białka chemoatrakcyjnego-1 (MCP-1) w moczu jest skorelowana z toczniowym zapaleniem nerek (182). Obecność lipokaliny-2 w moczu pacjenta z toczniowym zapaleniem nerek jest istotnie skorelowana z wynikiem SLEDAI w nerkach(184). Schwartz i wsp. wykazali, że stężenie TWEAK w moczu było wyższe w aktywnych zapaleniach nerek (183).

Technika monitorowania toczniowego zapalenia nerek (lupus nephritis)	
Analiza moczu	Dipstick, cytologia moczu
Funkcja nerek	Kreatynina, GFR
Proteinuria	Dipstick, 24-godzinne białko w moczu, stosunek białka do kreatyniny
Biopsja nerek	Powtórna biopsja nerek, klasyfikacja
Autoimmunologiczne	Przeciwciała anty dsDNA, antyC1q, C3, C4

Tabela 15: Metody monitorowania toczniowego zapalenia nerek.

Toczniowe zapalenie nerek klasy I i II mają dobre rokowania, a toczniowe zapalenie nerek na ogół nie jest wskazaniem do konkretnej terapii. Toczniowe zapalenie nerek jest bardziej piorunujące i wymaga agresywnego leczenia w celu wywołania remisji i zapobieżenia znacznemu uszkodzeniu nerek i przedwczesnej śmierci. Częstość występowania toczniowego zapalenia nerek związanego z ESKD wzrosła z 1,16 przypadków na milion w 1982 r. do 4,9 przypadków na milion w 2004 r. w Stanach Zjednoczonych, większość pacjentów to Amerykanie i kobiety.

Około 10-15% pacjentów z toczniowym zapaleniem nerek rozwinęło ESRD (185, 186). Wskaźnik przeżywalności nerek waha się od 83-92% w ciągu pięciu lat i 74-84% w ciągu 10 lat (187).

Dane z grupy badanej w ramach współpracy potwierdziły, że cięższe toczniowe zapalenie nerek i gorsze wyniki leczenia występowały u pacjentów czarnych w porównaniu z chorymi rasy kaukaskiej (188). W innym badaniu wykazano, że czas trwania objawów zapalenia nerek > 6 miesięcy, stężenie kreatyniny w surowicy > 140 µmol/l, rozsiane kłębuszkowe zapalenie nerek i zanik cewek są niezależnymi czynnikami ryzyka wystąpienia ESRD (189).

Ogniska nerkowe i niższy status społeczno-ekonomiczny mogą być również niezależnym czynnikiem incydentów i postępującej przewlekłej choroby nerek (190). Obecność nadciśnienia tętniczego, niewydolności nerek, masywnej białkomoczu wiąże się również ze złym rokowaniem (191). Ponadto dane z biopsji (wysoki wskaźnik przewlekłości toczniowego zapalenia nerek, obecność półksiężyców, nasilenie ostrego i przewlekłego zapalenia śródmiąższowego) oraz przebieg terapii wpływają na rokowanie nerkowe w długim okresie (192).

Niedawno stwierdzono, że płeć męska i chory ze słabą odpowiedzią na leczenie immunosupresyjne, surowica C3 i miana anty ds-DNA są słabymi czynnikami rokowniczymi dla przebiegu klinicznego toczniowego zapalenia nerek, progresji do OBWE i zachorowalności (193, 194). Tabela 16

Czynniki ryzyka
Afrykańsko-amerykańskie azjatyckie pochodzenie hispaniczne
Kreatynina >140µmol/l
Proteuria nerczycowa
Opóźniająca się biopsja nerki
Młody wiek
Płeć męska
Przeciwciała anty Ro
Wynik biopsji
Słaba odpowiedź na terapię immunosupresyjną
Choroby współistniejące : nadciśnienie tętnicze, cukrzyca

Tabela 16: Czynnik ryzyka progresji toczniowego zapalenia nerek do ESKD.

Niewydolność nerek jest ważną przyczyną zgonu, a wskaźnik przeżycia w ciągu 5 lat dla pacjentów z toczniowym zapaleniem nerek pod koniec lat 50. wynosił mniej niż 50%. Bez intensywnego leczenia immunosupresyjnego odnotowano pięcioletnie przeżycie na poziomie 17% (188). W kilku badaniach badano czynniki prognostyczne dotyczące odpowiedzi na leczenie i śmiertelności u chorych na toczniowe zapalenie nerek. Tabela 17

Studium	Liczba pacjentów	Rok	Słaba reakcja
Miranda(195)	168	2001-2008	GFR< 30ml/min Opóźnienie w leczeniu
Faurshou (189)	91	2006	Kreatynina>140 Zespół zapalenia nerek> 6 miesięcy Rozproszone GN Atrofia Tubukar Opóźnienie między wystąpieniem zapalenia nerek a biopsją nerek
Austin (196)	65	1994	Wiek> 30 lat Czarna rasa Hematokryt< 26% Kreatynina> 2,4mg/dl C3 niska
Contreras (197)	213	2005	Proteuria nerczycowa Kreatynina Hypertension Niższy hematokryt

	Niższe C3

Tabela 17 : Czynniki prognostyczne dla reakcji na leczenie.

Klirens kreatyniny < 30ml/min i opóźnienie w leczeniu były związane ze słabą reakcją na leczenie (195). Lopez i wsp. wykazali w badaniach obejmujących 350 pacjentów z tocznia, że starszy wiek, większa aktywność choroby i istniejące wcześniej uszkodzenia narządów były niezależnymi czynnikami wczesnej śmierci (198). Inne badania wykazały, że wskaźniki przeżywalności nerek w wieku 5, 10, 20 lat wynosiły odpowiednio 99,5%, 98%, 89,7%, a ryzyko zgonu było wyższe u chorych na ESRD (199). Choroby nerek i trombocytopenia były również związane ze zwiększoną śmiertelnością (200).

Rozdział 4

Nasza sprawa

34-letnia kobieta, bez znaczącej historii medycznej i chirurgicznej. Przedstawiono ją w naszym szpitalu z czterotygodniową historią choroby, utraty wagi, duszności nosa i oligurii.

Skarżyła się na bóle głowy, które były bifrontalowe, uciskające w naturze bez rozmycia wzroku lub jakichkolwiek ogniskowych objawów neurologicznych.

Na dwa tygodnie przed przyjęciem do naszej placówki rozwinęła się zapalna polarthralgia związana z plamicą na kończynach dolnych i plecach.

Skarżyła się również na mdłości, wymioty i gorączkę bez biegunki i dreszczyku emocji.

W badaniu fizykalnym była przytomna i zniekształcona, ciśnienie krwi wynosiło 140/70 mmhg, tętno 80 uderzeń na minutę, częstość oddechów 25b/min, a masa ciała 50 kg. Była afebrile, oliguryczna (500 cc/24H). W analizie moczu wykazano obecność krwi (3+) i białka (3+).

Miała obrzęk kończyn dolnych, które po uciśnięciu zatrzymują wgłębienie.

Badanie skóry wykazało plamienie i rozległą, przebarwioną wysypkę na twarzy i szyi. Egzamin ORL ujawnił owrzodzenie jamy ustnej.

Dźwięki serca były w normie z niedodanymi dźwiękami. Impulsy obwodowe były obecne, równe i symetryczne.

Osłuchiwanie płuc i testy neurologiczne były w normie. Nie stwierdzono żadnych anomalii w układzie stawowym i brzusznym. Reszta egzaminu była niezauważalna.

Wstępne badania laboratoryjne wykazały niedokrwistość hemolityczną przy 10g/dl, a leukopenię przy 3000 na milimetr sześcienny przy prawidłowym poziomie płytek krwi.

Panel metaboliczny ujawnił Sód 133 mEq/L, potas 4,9 mEq/L, chlorek 102 mEq/L, wodorowęglan 18 mEq/L, glukozę 93 mg/dl, wapń 7,5 mg/dl. czynność nerek zawierała w surowicy poziom kreatyniny powyżej 1000 µmol/l, a azot mocznikowy we krwi (BUN) 8,4 mg/dl.

Proteinuria wynosiła 2g/dzień z mikroskopijnym krwiakiem.

Dane laboratoryjne wykazały również zespół zapalny z ujemną zawartością prokalcytoniny.

Wirusowe zapalenie wątroby typu B i C były negatywne.

W badaniach laboratoryjnych stwierdzono podwyższone, dwuniciowe miana DNA przy 140 (ujemne< 20iu/ml)). Przeciwciało przeciwjądrowe (ANA) było również dodatnie w 1/320, z niską komplementarnością C3 i C4.

Wynik testu ANCA był dodatni, obecność ANCA oznaczono metodą immunofluorescencji pośredniej (IIF) i sklasyfikowano za pomocą testu ELISA.

C-ANCA było dodatnie z antybiotykiem swoistości 3 (anty-PR3), natomiast p-ANCA ujemne. Próba krioglobulinowa nie była wykrywalna.

Badanie reinoskopowe wykazało owrzodzenia w jamie ustnej.

Rentgen klatki piersiowej był w normie. USG nerki wykazało dwie nerki o normalnej wielkości. Tabela 18

Początkowe objawy	Zapalna polarthralgia, purpura, wrzody jamy ustnej, duszność nosa, oliguria, złe samopoczucie, utrata wagi, gorączka.
Ustalenia kliniczne	obrzęk kończyn dolnych, purpura, rozległa wysypka z przebarwieniami na twarzy i szyi, owrzodzenie jamy ustnej.
Początkowe wartości laboratoryjne	Kreatynina:1000μmol/l, azot mocznikowy : 8,4 mg/dl Proteinuria: 2g/dzień z mikroskopijnym krwiakiem. Niedokrwistość hemolityczna i leukopenia bez trombocytopenii
Autoprzeciwciała	ANA: 1/320, antyDNA: 140. c-ANCA (antyPR3) pozytywny, p-ANCA negatywny
Histologia	toczniowe zapalenie nerek klasy IV-G (A) z martwiczym półksiężycowym zapaleniem kłębuszków nerkowych

Tabela 18 : Dane kliniczne.

Wykonano biopsję nerki w celu zbadania uszkodzenia nerek. Tkanka zawierała dziesięć kłębuszków nerkowych, z których dwa były stwardniałe globalnie, pozostałe zawierały rozsiane toczniowe zapalenie nerek z martwiczym półksiężycowatym zapaleniem kłębuszków nerkowych, martwicą fibrynoidów, pęknięciem błony podstawnej kłębuszków nerkowych, fibryną endokapilarną i pozaszczepkową. Rysunek (7, 8).

Kropelki zostały uszkodzone krwią w kilku. Interstitium było naciekane przewlekłymi komórkami zapalnymi (25-50%).

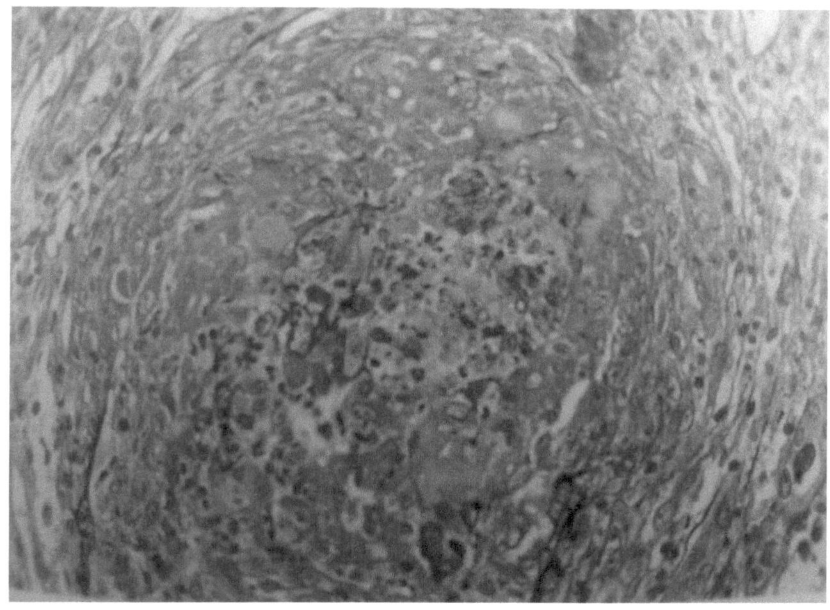

Rysunek 7 :Półksiężycowe zapalenie kłębuszków nerkowych.

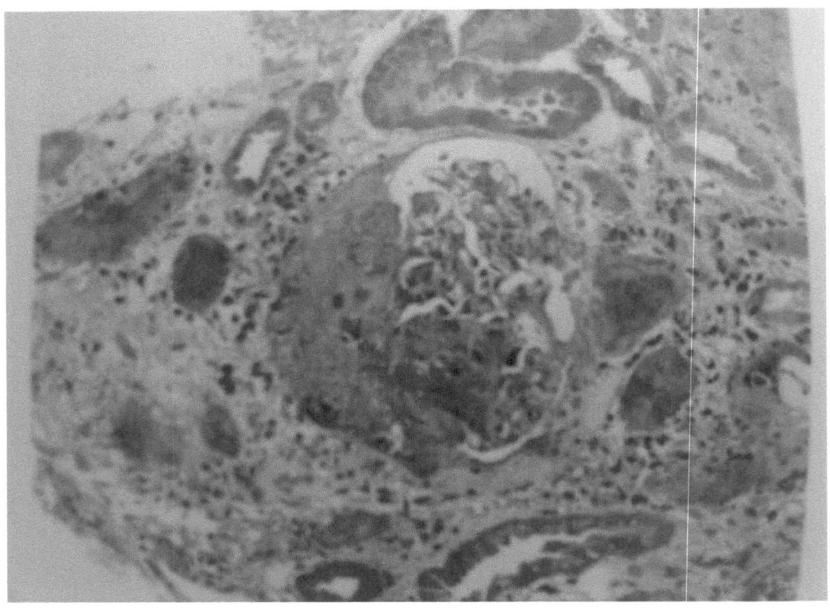

Rysunek 8: Półksiężycowe kłębuszkowe zapalenie nerek z zakrzepami wewnątrznaczyniowymi.

Występowały globalne złogi kłębuszków nerkowych C3, C1q, C4 i IgG, IgM na immunofluorescencji. Rysunek 9.

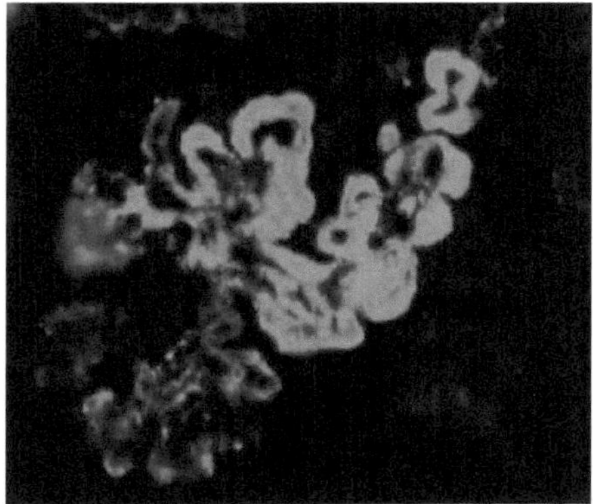

Rysunek 9: Depozyty Ig, uzupełnienia.

Wywiad kliniczny, wyniki biopsji nerki i badania serologiczne krwi były zgodne z toczniowym zapaleniem nerek klasy IV-G (A) związanym z C-ANCA.

Ocena aktywności tocznia wykazała SLEDAI w wieku 21 lat.

W nagłych przypadkach podawano jej dożylnie metyloprednizolon 1 gram dziennie przez 3 dni, a następnie doustnie prednizolon 60 mg/dobę. Otrzymała również tabletkę z cyklofosfamidu, która była związana z czynnością nerek i jej wiekiem.

Równolegle, w pierwszym tygodniu ciąży u niej hemodializa z powodu zaawansowanej niewydolności nerek z zaburzeniami elektrolitowymi i oligurią.

Po 2 tygodniach pobytu w szpitalu u pacjentki wystąpił nagle rozlany krwotok pęcherzykowy potwierdzony w tomografii komputerowej, wykonany test zakaźny był ujemny. Ewolucja została naznaczona jej śmiercią przed jakimkolwiek leczeniem.

Rozdział 5

Dyskusja

Toczeń rumieniowaty układowy (systemic lupus erythematosus - SLE) jest chorobą autoimmunologiczną z udziałem wielu narządów. Częstotliwość występowania tru wynosi od 20 do 150 przypadków na 100 000. Choroba ta jest znacznie wyższa u Afroamerykanów i Latynosów, jest powszechna u kobiet i w miastach (201).

Nerki są powszechnie wykorzystywane w tru, u 60-80% chorych na toczeń rumieniowaty układowy rozwinęło toczniowe zapalenie nerek w postępie choroby.

Toczniowe zapalenie nerek jest pierwszą kliniczną manifestacją tocznia rumieniowatego układowego u 15-20%, około 5-15% pacjentów ewoluowało w kierunku końcowej niewydolności nerek (201).

Toczeń rumieniowaty układowy charakteryzuje się wytwarzaniem wielu autoprzeciwciał i aktywacją dopełniacza. Liczba autoprzeciwciał związanych z toczniem zwiększyła się o ponad 100 wykrytych w tej chorobie autoprzeciwciał, w tym przeciwciał przeciwko antygenom jądrowym, cytoplazmie, błonie komórkowej i antygenom pozakomórkowym. Jednak ich pochodzenie i rola w patogenezie tocznia pozostają niejasne.

Przeciwciała przeciw dwuniciowemu DNA (anti-double stranded DNA - anty-dsDNA) były pierwszymi opisanymi w toczniu, wysokie miano przeciwciał anty-dsDNA było skorelowane z zajęciem nerek (202).Dwa ważne mechanizmy uszkodzenia narządów w SLE to bezpośrednie uszkodzenie naczyń i zapalenie o podłożu immunologicznym.

W kilku badaniach wykazano, że toczniowe zapalenie nerek, zwłaszcza toczniowe zapalenie nerek klasy IV i toczniowe zapalenie nerek klasy III z rozległą martwicą segmentową i tworzeniem półksiężyca może mieć różną patogenezę z możliwością wystąpienia mechanizmu zbliżonego do martwicy pauci-immunologicznej. Toczeń rumieniowaty układowy indukuje produkcję autoprzeciwciał mieloperoksydazy (MPO) poprzez promowanie degranulacji neutrofilów i zwiększenie ekspresji MPO. Dlatego też test ANCA może być interesujący dla wszystkich chorych na tru, zwłaszcza dla chorych na toczniowe zapalenie nerek z rozległą martwicą i tworzeniem półksiężyca (203).

ANCA to grupa autoprzeciwciał skierowanych przeciwko składnikom granulatu cytoplazmatycznego neutrofili. Znajdują się one w kilku zaburzeniach zapalnych. Trzy różne podtypy ANCA zostały uznane za C-ANCA, p-ANCA i X-ANCA. C-ANCA reaguje głównie z proteinazą seryny zwaną proteinazą-3 (PR3), a p-ANCA głównie z mieloperoksydazą (MPO). X-ANCA lub atypowe-ANCA są rzadko spotykane i trudne do interpretacji w mikroskopie immunofluorescencyjnym.

ANCA są bezpośrednio związane z patogenezą kłębuszkowych zapaleń nerek z półksiężycem pauciowym i kłębuszkowych zapaleń naczyń małych, takich jak ziarniniak z zapaleniem naczyń (GPA), ziarniniak eozynofilowy z zapaleniem naczyń (EGP) i mikroskopowe zapalenie naczyń (MPA) (204).

ANCA zostały po raz pierwszy opisane przez Davisa i wsp. w 1982 roku u pacjenta z segmentowym martwiczym kłębuszkowym zapaleniem nerek (205). Później ANCA zgłoszono u pacjentów z układowymi zapaleniami naczyń. Następnie zwiększono liczbę chorób z dodatnim wynikiem testu ANCA (206).

Cytoplazmatyczne przeciwciała przeciwko neutrofilom (ANCA) są bezpośrednio związane z patogenezą uszkodzenia nerek po aktywacji neutrofilów przez ANCA uwalniają cytokinę oraz toksyczne metabolity, które prowadzą do uszkodzenia śródbłonka z pęknięciem błony kłębuszkowej piwnicy oraz tworzenia się półksiężyca (207).

Obecność ANCA w tru jest znana od 20 lat. Niektóre kohorty wspierały patogenną rolę ANCA w grupie chorych na tru. W 69% przypadków tocznia rumieniowatego układowego stwierdzono obecność przeciwciał przeciwko cytoplazmie antyneutrofilowej, ale u tych chorych występowały tylko przeciwciała p-ANCA (208, 209).

Chin i wsp. zgłosili 37,3% pacjentów z toczniowym zapaleniem nerek z p-ANCA o niższej częstości występowania u pacjentów bez zajęcia nerek, 42% tru z p-ANCA było zgłaszanych w innych badaniach (210, 211).

Ostatnie badanie wykazało 48,8% dodatni wynik testu ANCA u chorych na SLE. Dominującym wzorem ANCA było p-ANCA, z czego 54,5% miało przeciwciała anty-MPO (212).Tabela 19

Studia	Rok	N pacjentów	c-ANCA	p-ANCA
Schnabel (213)	1995	157	0	40(25%)
Kabasakal(209)	1999	117	0	16(14%)
Chung(210)	2000	51	3(6%)	16(13%)
Fauzi (214)	2004	131	11(8%)	2(2%)
Alireza (217)	2005	32	0	8(25%)

Tabela 19 : Częstość występowania ANCA u chorych na tru.

Związek między aktywnością choroby a ANCA pozostaje niejasny, większość badań nad chorymi na SLE z dodatnim wynikiem testu ANCA nie wykazała korelacji między poziomem ANCA a aktywnością choroby podczas nawrotu i remisji (207 209).

Jeśli chodzi o korelację między obecnością ANCA u chorych na SLE a cechami klinicznymi, kilka badań ujawniło sprzeczne wyniki.

Chin i wsp. stwierdzili korelację między seropozytywnością ANCA a obecnością toczniowego zapalenia nerek, zwłaszcza toczniowego zapalenia nerek klasy IV (210). Obecność LF-ANCA była związana z czasem trwania choroby i nawrotem klinicznym SLE (215). Niewiele badań nie wykazało jednak korelacji między ANCA a zajęciem narządów u chorych na SLE (216, 217).

W naszym przypadku objawy kliniczne, cechy histologiczne i immunologiczne potwierdzają hipotezę o istnieniu tru związanego z zespołem nakładania się C-ANCA.

W literaturze niewiele badań wykazało związek tocznia z C-ANCA. Chin i wsp. (210) przebadali 51 pacjentów w Korei Południowej z toczniowym zapaleniem nerek, stwierdzili dodatni wynik ANCA przez IIF u 37,3% tych pacjentów, w tym p-ANCA u 31,4% i c-ANCA u 5,9%. Inne badania 21 dzieci z toczniem wykazały, że tylko dwoje dzieci miało dodatni wynik c-ANCA (218). Inny przypadek tego stowarzyszenia został opublikowany przez Dafina B (2004) (219). Wszystkie te badania sugerują, że PR3 jest rzadkim antygenem dla ANCA w toczniowym zapaleniu nerek.

Patogeneza toczniowego zapalenia nerek związanego z c-ANCA nie jest jasna, toczniowe zapalenie nerek jest powszechnie uważane za klasyczny immunologiczny kompleks kłębuszków nerkowych.

Kilku badaczy sugerowało możliwość wystąpienia mechanizmu pauci-immunologicznego w podgrupie toczniowych zapaleń nerek klasy IV i toczniowych zapaleń nerek klasy III z rozległą martwicą segmentową i tworzeniem półksiężyca. Jednakże w żadnej z tych serii nie przeprowadzono badań ANCA. Etiopatogeniczne mechanizmy takiego związku pozostają do dokładniejszego opisania (220, 221).

Pacjentka była leczona dożylnie cyklofosfamidem skojarzonym z metyloprednizolonem w celu wywołania remisji toczniowego zapalenia nerek, zmniejszenia zapalenia nerek, zapobiegania raczkom nerkowym i długotrwałego zachowania funkcji nerek.

Standardowe leczenie toczniowego zapalenia nerek klasy III-IV polega na indukowaniu remisji glukokortykoidami podawanymi jako terapia impulsowa, a następnie leczeniu doustnym w połączeniu z cyklofosfamidem podawanym doustnie lub jako impuls przerywany przez sześć miesięcy oraz utrzymywaniu remisji z azatiopryną (222).

Wiele badań kontrolowanych wykazało korzyści płynące z dodawania cyklofosfamidu do kortykoidów w celu zmniejszenia częstości występowania nawrotów choroby nerek i przewlekłych chorób nerek. (223). Dawka cyklofosfamidu (CYC) powinna być zgodna z szybkością filtracji kłębuszkowej i wiekiem, aby zmniejszyć toksyczność cyklofosfamidu.

Inne cząsteczki okazały się skuteczne w toczniowym zapaleniu nerek rozrostowych jako pierwsza lub druga linia (jeśli pacjenci mają zwiększoną kreatyninę lub białkomocz w ciągu pierwszych trzech miesięcy standardowego leczenia).

W ALMS (Aspreva Lupus Management Study) mikofenolan był podobnie skuteczny jak cyklofosfamid w indukowaniu remisji toczniowego zapalenia nerek z mniejszymi efektami ubocznymi (224).

Morimoto i wsp.(225) zgłosili przypadek udanej remisji pacjenta z 39% półksiężycami w połączeniu z MPO-ANCA, który otrzymywał takrolimus i glukokortykoidy (po ograniczonym leczeniu CYC z powodu działań niepożądanych).

W randomizowanym badaniu porównano indukcję przy użyciu dożylnego CYC i steroidów ze skojarzonym leczeniem MMF takrolimusem i glukokortykoidami w LN, całkowitą remisję uzyskano po 6 miesiącach w grupie skojarzonej (226).

Randomizowane badania kontrolowane (EXPLORER i LUNAR) nie wykazały korzyści wynikających z zastosowania Rytuksymabu w leczeniu toczniowego zapalenia nerek.

Davies i wsp. zgłosili słabą odpowiedź na Rytuksymab związany z małą dawką dożylnego cyklofosfamidu i IV glukokortykoidów u 18 pacjentów z toczniowym zapaleniem nerek klasy III-IV (227, 228).

W niektórych badaniach nie stwierdzono korzystnego wpływu plazmaferezy na rozrostowe toczniowe zapalenie nerek, podczas gdy w innych sugerowano stosowanie plazmaferezy u pacjentów z ciężkim toczniowym zapaleniem nerek (229).

Nowe środki terapeutyczne skierowane przeciwko bardziej szczegółowym celom pokazują pewne obietnice dotyczące leczenia tocznia zapalenia nerek z półksiężycami, mogą być związane z większą skutecznością i mniejszą toksycznością (226).

Standardowe leczenie maintanace składa się z azatiopryny jako pierwszej linii w toczniowym zapaleniu nerek klasy III i IV ze względu na jej skuteczność, niski koszt i bezpieczeństwo podczas ciąży. Chociaż, MMF może być brany pod uwagę jako terapia alternatywna.

Inhibitory kalcyneuryny (CNI) są stosowane u pacjentów z nietolerancją MMF i azatiopryny.

Leczenie ciężkiego toczniowego zapalenia nerek o charakterze rozrostowym musi być zindywidualizowane w zależności od sytuacji klinicznej, stopnia aktywności i przewlekłości w zakresie histologii nerkowej i tolerancji pacjenta. Toczniowe zapalenie nerek charakteryzuje się kumulacyjnym uszkodzeniem na skutek nawracającej aktywności choroby i skutków ubocznych leczenia. Zakażenia pozostają najczęstszymi i najbardziej niebezpiecznymi zdarzeniami niepożądanymi związanymi ze standardowym leczeniem immunosupresyjnym metodą indukcji.

Ostatnie badanie wykazało wysoką częstość występowania infekcji (32-45%) u pacjentów z tocznia rumieniowatego układowego leczonych kortykoidami związanymi z cyklofosfamidem w porównaniu do pacjentów (7-12%) leczonych tylko kortykoidami (230). Głównymi przyczynami infekcji były: leukopenia, nasilenie i skumulowana dawka immunosupresji (cyklofosfamid, kortykoidy). Niekorzystne efekty leczenia można zmniejszyć poprzez dostosowanie dawki cyklofosfamidu u pacjentów w zaawansowanym wieku i zmniejszenie filtracji kłębuszkowej, minimalizując ekspozycję na leczenie najbardziej toksyczne oraz stosując terapię wspomagającą.

W naszym przypadku nasza pacjentka odeszła nagle przez rozlany krwotok pęcherzykowy potwierdzony w tomografii komputerowej, prawdopodobnie był on związany z aktywnością choroby. Zarówno ciężki toczeń, jak i zapalenie naczyń c-ANCA przyczyniają się do wystąpienia krwotoku z pęcherzyków płucnych.

Krwotok pęcherzykowy jest częstym i śmiertelnym powikłaniem zapalenia naczyń ANCA, o wyższej śmiertelności między 70 a 90 %. Gaudin i inni zgłosili 62% przypadków DAH w zapaleniu naczyń C-ANCA i 79% przypadków p-ANCA (231).

Klinicznie pacjent z klasyczną triadą krwioplucia, gwałtownym spadkiem stężenia hemoglobiny w ciągu 24-48 godzin oraz naciekami śródmiąższowymi pęcherzyków płucnych, bronchoskopia zwykle potwierdza rozpoznanie.

Krwotok rozsiany do pęcherzyków płucnych jest rzadkim i katastrofalnym zdarzeniem w toczniu rumieniowatym układowym (systemic lupus erythematosus - SLE), o wysokiej śmiertelności wynoszącej co najmniej 50% (232). Mechanizmy patogeniczne DAH w toczniu rumieniowatym układowym nie są do końca poznane, włączając w to uszkodzenia odpornościowe małych naczyń krwionośnych i przestrzeni pęcherzykowej (233).

W analizie wieloczynnikowej, obejmującej 21 chorych na tru, 61,9% zmarło z powodu DAH.

Kwok i wsp. wykazali, że wysokie wskaźniki aktywności choroby SLE (SLEDAI > 10) i współistnienie tocznia neuropsychiatrycznego są niezależnymi czynnikami ryzyka rozwoju krwotoku rozsianego pęcherzykowego (234). Ponadto zwiększone ryzyko wystąpienia krwotoku rozsianego z pęcherzyków płucnych odnotowano w wysokich mianach anty-dsDNA, hipokomplementemii, hipoalbuminemii i niedokrwistości (235, 236, 237).

Zarządzanie DAH musi być wczesne i agresywne, aby zapobiec śmiertelnym skutkom. Obecny schemat dyfuzyjnego krwawienia pęcherzykowego w tru obejmuje dużą dawkę dożylnych steroidów z cyklofosfamidem, kombinacja ta została połączona z lepszymi wynikami w wielu badaniach (237, 238).

Stosowanie plazmaferezy jest kontrowersyjne, nie zostało udowodnione, że jest ona tak skuteczna jak w przypadku innych zapaleń naczyń, takich jak zespół Goodpasture'a. Plazmafereza może być dodana w ciężkich przypadkach lub w przypadku niewystarczającej reakcji na sterydy w wysokich dawkach i cyklofosfamid (239).

Rituximab wykazał się również obiecującymi wynikami w zarządzaniu DAH w SLE, powinien być bardziej zbadany (240, 241, 242).

Krwotok rozsiany z pęcherzyków płucnych związany z tru pozostaje wyzwaniem terapeutycznym o wysokiej śmiertelności.

Nawet przy braku DAH rokowanie w toczniowym zapaleniu nerek związanym z ANCA jest słabe, jest ono główną przyczyną niewydolności nerek i śmiertelności wśród chorych na tru, prawie 11-48% chorych w ciągu pięciu lat rozwinęło końcową fazę choroby nerek (223).

Częstość występowania schyłkowej niewydolności nerek w toczniowym zapaleniu nerek rozrostowych jest mniejsza niż w poprzedniej dekadzie, ta poprawa rokowania wynika z wprowadzenia leków immunosupresyjnych. Przeprowadzono wiele badań mających na celu identyfikację predyktorów złego rokowania u pacjentów z rozrostowym toczniowym zapaleniem nerek.

Kilka badań wykazało, że afroamerykanie, kreatynina w surowicy, białkomocz nerczycowy, nadciśnienie i niedokrwistość są związane z gorszym rokowaniem (243, 244, 245).

Analiza obejmowała 164 przypadki toczniowego zapalenia nerek z zaburzeniami czynności nerek w całej Europie wykazała, że niewydolność nerek wiązała się z mniejszą szansą na osiągnięcie całkowitej remisji (246).

Obecność półksiężyców komórkowych, włóknienie śródmiąższowe oraz większa aktywność i przewlekłość zostały określone jako prognoza słabych rokowań nerek i pacjentów w większości badań (247, 248).

W ostatnich badaniach porównano 134 przypadki toczniowego zapalenia nerek z ≥ 50% półksiężycami z 100 toczniowym zapaleniem nerek bez półksiężyców, wykazały one, że półksiężycowy LN miał gorszą odpowiedź na leczenie i gorszą przeżywalność nerek niż te bez (249). Obecność wysokiego wskaźnika aktywności (AI), włóknienie śródmiąższowe i zanik cewek zostały określone jako czynniki prognostyczne dla wyniku funkcji nerek (242, 250).

Postęp terapii toczniowego zapalenia nerek jest monitorowany poprzez pomiar kreatyniny i białkomoczu, podczas gdy krwiak może utrzymywać się przez wiele miesięcy, nawet jeśli terapia jest skuteczna. Chociaż częstość występowania ANCA nie jest bez znaczenia, nie jest to wskaźnik aktywności choroby. Dlatego też ANCA nie jest zalecane do rutynowego monitorowania serologicznego u chorych na SLE.

Rozdział 6

Wniosek

Toczeń rumieniowaty układowy jest chorobą autoimmunologiczną o dużej ilości wytwarzanych autoprzeciwciał. Obecność ANCA, w szczególności c-ANCA anti PR3, nie jest powszechna.

ANCA odgrywa rolę patogenetyczną i jest wskaźnikiem aktywności w wielu zapaleniach naczyń, mimo że rola w toczniowym zapaleniu nerek pozostaje niejasna. Etiopatogeniczne mechanizmy takiego skojarzenia pozostają do dokładniejszego opisania.

W naszym badaniu cechy kliniczne, histologiczne i immunologiczne potwierdzają hipotezę o istnieniu tru związanego z zespołem nakładania się C-ANCA. Agresywna terapia immunosupresyjna wydaje się w tym przypadku uzasadniona.

Klinicyści muszą być świadomi takiego nakładania się zespołu ze względu na jego ciężką postać początkową i słabe rokowanie.

Referencje

1- Abeer Kaldas, Irfan Warraich i Sharma S Prabhakar ANCA Associated Glomerulonephritis- An In-Depth Review. Kaldas et al., J Nephrol Ther 2013.

2- Lane SE, Watts R, DG Scott. Epidemiologia układowego zapalenia naczyń. Curr Rheumatol Rep. 2005, 7 : 270-275.

3- Mukhtyr CB, Flossmann O, Luqmani RA: Ocena kliniczna i biologiczna martwiczych naczyń krwionośnych. Clin Exp Rheumatol Rheumatol 2006; 24 (Suppl. 41): S92-9. 2006; 24 (Suppl. 41): S92-9.

4- Sanders JS, Stassen PM, Van Rossum AP, Kallenberg CG, Segeman CA: Czynniki ryzyka nawrotu choroby w przypadku cytoplazmatycznego przeciwciała antyneutrofilowego (ANCA) - zapalenie naczyń: narzędzia do podejmowania decyzji o leczeniu? Clin Exp Rheumatol Rheumatol 2004; 22 (Suppl. 36): S94-101.

5- Karras A, Guiard E, Lévi C, Thervet E. Granulomatose avec polyangeite (granulomatoza de Wegener). La Presse Médicale 2012; 41 :1014-1023.

6- A. Gibson, L. K. Stamp, P. T. Chapman, J. L. O'Donnell. The epidemiology of Wegener's granulomatosis and microscopic polyangiitis in a Southern Hemisphere region Rheumatology 2006;45:624-628.

7- Wenche Koldingsnes i Hans C. Nossent. Epidemiologia zapalenia naczyń związanego z ANCA. *Norsk Epidemiologi* 2008; **18** (1): 37-48.

8- Stone JH, Wegener's GranulomatosisEtanercept Trial Research Group. Ograniczone w stosunku do ciężkiego ziarniniaka Wegenera: dane wyjściowe dotyczące pacjentów w badaniu etiologii ziarniniaka i receptora Wegenera. Artretyzm Reum2003;48:2299-309.

9- Mukhtyar C, Flossmann O, Hellmich B, Bacon P,Cid M, Luqmani RA : Wyniki badań nad cytoplazmą antyneutrofilową związaną z zapaleniem naczyń: Systematyczny przegląd grupy zadaniowej Europejskiej Ligi Przeciwko Reumatyzmowi Systematyczne zapalenie naczyń. Ann Rheum Dis 67:1004-1010, 2008.

10- Aasarod K, Bostad L, Hammerstrom J, Jorstad S, Iversen BM : Histopatologia nerek i przebieg kliniczny u 94 pacjentów z ziarniniakiem Wegenera. Nefrol Dial Transplant 16: 953-960, 200.

11- Jennette JC, Falk RJ : Zapalenie naczyń małych statków. N Engl J Med 337:1512-1523, 1997.

12- Cees GM Kallenberg, Peter Heeringa i Coen A Stegeman.Mechanizmy choroby: patogeneza i leczenie związane z ANCA-asculitides. Nature Clinical Practice Rheumatology (2006) 2, 661-670.

13- Kallenberg CG1. Patogeneza patogeneza naczyń związanych z ANCA-asculitides. Ann Rheum Dis. 2011 Mar;70 Suppl 1:i59-63.

14- Falk RJ et al. (1990) Autoprzeciwciała przeciwko cytoplazmie neutrofili wywołują degranulację neutrofili i produkcję rodników tlenowych in vitro. Proc Natl Acad Sci USA 87: 4115.

15- Franssen CF, Huitema MG, Muller Kobold AC et al. Aktywacja neutrofili in vitro przez przeciwciała przeciwko proteinazie 3 i mieloksydazie od pacjentów z kłębuszkowym zapaleniem nerek. Kidney Int 1998; w prasie.

16- CG Kallenberg. Patogeneza zapalenia naczyń związanego z ANCA, aktualizacja. Clin Rev Allergy Immunol 2011; 41: 224-231.

17- Jha V, Floege J, Johnson RJ, Feehally J . Zapalenie nerek i naczyń systemowych. W: Kompleksowa Nefrologia Kliniczna. St. Louis, MO: Saunders, 2010, s. 292-307.

18- Williams JM, Ben-Smith A, Hewins P, Dove SK, Hughes P, McEwan R, Wakelam MJ, Savage COJ .Aktywacja heterotrimerycznego białka G(i) przez fragmenty ANCA IgG F(ab')2 jest konieczna, ale niewystarczająca do stymulowania rekrutacji tych dalszych mediatorów używanych przez nienaruszone ANCA IgG. Am Soc Nephrol. 2003 Mar; 14(3):661-9.

19- Homeister JW, Jennette JC, Falk RJ. Immunologiczne mechanizmy zapalenia naczyń. Seldinand Giebisch's The Kidney. Amsterdam: Elsevier, 2013, s. 2817-2846.

20- Ralston DR, Marsh CB, Lowe MP, Wewers MD. Przeciwciała przeciw cytoplazmie neutrofilów indukują uwalnianie monocytów IL-8. Rola białkazy powierzchniowej 3, alfa-antytrypsyny i receptorów Fcgamma. J Clin Invest 1997; 100: 1416-1424

21- Casselman BL, Kilgore KS, Miller BF, Warren JS. Przeciwciała przeciwko antygenom cytoplazmatycznym neutrofili indukują chemochłonne wydzielanie monocytów - białka-1 z ludzkich monocytów. J Lab Clin Med 1995; 126: 495-502

22- Pike PC. Rola monocytu i makrofagów w patogenezie zapalenia naczyń. W: LeRoy EC, Ed. Systemowe zapalenie naczyń. Biologiczna podstawa. Marcel Dekker, Nowy Jork; 1992: 129-147.

23- Porges AJ, Redecha PB, Kimberly WT, Csernok E, Gross WL, Kimberly RP. Przeciwciała przeciwko cytoplazmie neutrofilów angażują i aktywują ludzkie neutrofile poprzez Fc gamma RIIa. J Immunol 1994; 153: 1271–1280.

24- Reumaux D, Vossebeld PJ, Roos D, Verhoeven AJ. Wpływ wywołanej czynnikiem martwicy nowotworu aktywacji integryn na transdukcję sygnału za pośrednictwem Fc gammareceptora II: znaczenie dla aktywacji neutrofili przez przeciwciała przeciwko proteinazie 3 lub przeciwko mieloperoksydazie. Krew 1995; 86: 3189-3195.

25- Ugarte gil, i in. Genetyka naczyń krwionośnych związanych z ANCA. W aktualnych raportach reumatologicznych(2014).

26- Stegeman CA, Cohen Tervaert JW, Sluiter WJ, Manson WL, de Jong PE, Kallenberg CGM. Związek przewlekłego nosicielstwa Staphylococcus aureus i wyższych częstości nawrotów w ziarniniaku Wegenera. Ann Intern Med 1994; 120: 12-17.

27- Brouwer E, Cohen Tervaert JW, Horst G et al. Predominance of IgG1 and IgG4 subclasses of anti-neutrophil cytoplasmic autoantibodies (ANCA) in patients with Wegener's granulomatosis and clinically related disorders. Clin Exp Immunol 1991; 83: 379–386.

28- Franssen CF, Gans RO, Arends B i in. Różnice między granulomanti - mieloperoksydazą i 3-zakaźną chorobą nerek związaną z białkami. Kidney Int 1995; 47: 193-199.

29- Chen M, CG Kallenberg. Nowe postępy w patogenezie naczyń związanych z ANCA. Clin Exp Rheumatol 2009; 27: 108-114.

30- Haas M, Eustage JA.Immune complex deposits in ANCA-associaed crescentic glomerulonephritis: a study of 126 cases. Kidney int, 2004,65 :2145-2152.

31- Hauer HA, Bajema IM, Houwelingen i in. Histilogia nerek w ANCA-associted vasculitis : różnice między podgrupami diagnostycznymi i serologicznymi. Nerka int,2002 ; 61 : 80-89

32- Franssen CFM, Stegeman CA et al. Antiproteinase 3 i Antimyeloperoxydase-associated vasculitis. Kidney int, 2000 ; 57 :2195-2206.

33- Jannette JC, Olson JL.crescentic glomerulonephritis.Heptinstinstalls tathology of kidney, 5th edn, chapter 14. Lippincott-Raven Pliladelphia. 1998 ; 625-656.

34- Olumide Olatubosun Rowaiye, Mariusz Kusztal i Marian Klinger Nerki i zapalenie naczyń związane z ANCA: od patogenezy do rozpoznania. Clin Kidney J (2015) 8: 343-350.

35- Jennette JC, Thomas DB. Półksiężycowe zapalenie kłębuszków nerkowych. Przeszczep dialny nefrolu. 2001, 16 : 80-82.

36- Lhote F, Guillevin L Polyarteritis nodosa, mikroskopijne zapalenie naczyń krwionośnych i zespół Churga-Straussa. Aspekty kliniczne i leczenie. Rheum Dis Clin North Am.1995. 21: 911-947.

37- Kallenberg CGM, Kabold ACM, Lumberg PC , Tervaent JWC. Fatofizjologia kłębuszkowych zapaleń nerek związanych z ANCA. Przeszczep dialny nefrolu. 1999. 14 :1366-1375.

38- Savige JA, Paspaliaris B, Silvestrini R et al. A review of immunofluorescentpatterns associated with antineutrophil cytoplasmicantibodies (ANCA) and their differentiation from other antibodies. J Clin Pathol 1998; 51: 568-75.

39- Grant Luxton, Robyn Langham. Serologia ANCA w diagnostyce i leczeniu nerkowego zapalenia naczyń związanego z ANCA. NEFROLOGIA 2008; 13, S17-S23.

40- Savige J, Gillis D, Benson E, Davies D, Esnault V, Falk R, Hagen EC, Jayne D, Jennette JC, Paspaliaris B, Pollock W, Pusey C, Savage COS, Silvestrini R, van der Woude F, Wies lander J, Wiik A: International consensus statement on testing and reporting of antiineutrophil cytoplasmic antibodies (ANCA). Am J Clin Pathol 111:507-513, 1999.

41- Mandl LA, Solomon DH, Smith EL i inni. Stosowanie testów na obecność przeciwciał przeciwko cytoplazmieineutrofilów w diagnostyce zapalenia naczyń: czy wytyczne dotyczące badań mogą poprawić dokładność diagnostyczną? Arch Internat Med. 2002; 162: 1509–14.

42- Hoffman GS1, Specks U. Antyneutrofilowe przeciwciała cytoplazmatyczne. Reum artretyczne. 1998 wrzesień, 41(9):1521-37.

43- Canveau D, Guillard J, Mahrenberger M, Paurrat J. Objawy systemowego zapalenia naczyń nerkowych. The Practitioner's Review 2008; 58: 499-506.

44- E Suresh. Podejście diagnostyczne do pacjentów z podejrzeniem zapalenia naczyń. Med J. 2006 Aug; 82(970): 483-488.

45- Vizjak A, Rott T, i wsp. Badanie histologiczne i immunohistologiczne oraz kliniczna prezentacja kłębuszkowego zapalenia nerek związanego z ANCA z korelacją ze swoistością antygenu ANCA. Am J Kidney Dis. 41 : 539-549. 2003.

46- Koyama, A. Yamagata, K. Makino, H. Arimura, Y. Wada, T. Nitta, K. Nihei, H. Muso, E. Taguma, Y. Shigematsu, H. Sakai, H. Tomino, Y. Matsuo, S .& Japan RPGN Registry Group (2009). Ogólnokrajowe badanie szybko postępującego kłębuszkowego zapalenia nerek w Japonii: etiologia, rokowanie i leczenie. Nefrologia kliniczna i doświadczalna J, tom 13, nr 6, (grudzień 2009) PP. 633-50, 1342-1751.

47- Hauer HA, Bajema IM, i inni. Determinanty wyniku w ANCA-zależnym kłębuszkowym zapaleniu nerek: retrospektywna kliniczno-hiopatologiczna analiza kliniczna 96 pacjentów. Kidney Int 62 :1732-1742. 2002.

48- De lin van Wijngaarden RA. ANCA-assocjated glomerulonephritis: Insights into etiology, pathogenesis, and prognosis(Doctoral thesis), Leiden, Leiden university Medical centre, 2009, pp88-103.

49- J. Charles Jennette. Szybko postępujące półksiężycowe zapalenie kłębuszków nerkowych. Kidney International, Vol. 63 (2003), str. 1164-1177.

50- Bajema IM, Hagen EC, Hermans J, NoëlLH i inni. Biopsja nerki jako predyktor wyników badań nerek w martwiczym zapaleniu kłębuszków nerkowych związanym z ANCA. Kidney Int 56 :1751-1758. 1999.

51- Bomback AS, Appel GB, Radhakrishnan J, Shirazian S, Herlitz LC, Stokes B, D'Agati VD, Markowitz GS. Kłębuszkowe zapalenie nerek związane z ANCA u osób w bardzo podeszłym wieku. Kidney Int. 79(7):757-64. 2011.

52- Langford CA. Aktualne informacje na temat ziarniniaka Wegenera. Cleve Clin J Med. 2005;72:689-90.

53- Chen M, Yu F, Wang SX, Zou WZ, Zhao MH, Wang HY. Przeciwutrofilowe cytoplazmatyczne autoantibody-negatywne Pauci-immunologiczne półksiężycowe zapalenie kłębuszków nerkowych. J Am Soc Nephrol. 2007;18:599-605.

54- De Lind van Wijngaarden RA, Hauer HA, Wolterbeek R, Jayne DR, Gaskin G, Rasmussen N, Noel LH, Ferrario F, Waldherr R, Hagen EC, Bruijn JA, Bajema IM. Kliniczne i histologiczne uwarunkowania wyników badań nerek w ANCA-Associated Vasculitis: Analiza perspektywiczna 100 pacjentów z ciężkim zaangażowaniem w pracę nerek. J Am Soc Nephrol. 2006;17:2264-74.

55- Hamour S, Salam AD. Postępowanie w przypadku ANCA-zależnego zapalenia naczyń: obecne trendy i perspektywy na przyszłość. Terapia i zarządzanie ryzykiem klinicznym. 2010, 6 :253-264.

56- Berden A, Goçenoglu A, et al. Diagnoza i leczenie ANCA-asoociociated vasculitis. BMJ. 2012, 344 :2-10.

57- Fauci AS, Haynes BF, Katz P. Wegener's granulomatosis: perspektywiczne doświadczenie kliniczne i terapeutyczne z 85 pacjentami przez 21 lat. Ann Intern Med 1983 ; 98(1) :76-85.

58- De Groot K, Harper L, Jayne DR, et al. Pulse versus daily oral cyclophosphamide for inducion of remission in antiineutrophil cytoplasmic antibody -asociated vasculitis : a randomized trial. Ann Intern Med. 2009 ; 150(10).

59- Jayne D. Konwencjonalne leczenie i wynik ziarniniaka wegenera i mikroskopijnej poliangiizy. Cleveland Clin J Med. 2002 ; 69(suppl2) : 110-115.

60- Stegeman CA, Tervaert JW, de Jong PE, Kallenberg CG. Trimetoprim-sulfametoksazol (ko-trimoksazol) w celu zapobiegania nawrotom granulomatozy Wegenera. Holenderska grupa badawcza Co-Trimoxazole Wegener. N Engl J Med. 1996, 335:16-20.

61- Jayne DR, Gaskin G, et al. Randomized trial of plama exchange or high-dosage methylprenisolone as adjunctive therapy for severe renal vasculiis . J Am Soc Nephrol. 2007 ; 18(7) : 2180-2188.

62- Pusey CD, Rees AJ, Evans DJ. Wymiana osocza w ogniskowym martwiczym zapaleniu kłębuszków nerkowych bez przeciwciał anty-GBM. Kidney Int. 1991 ; 40(4) : 757-63.

63- Walsh M, CatapanoF, Szpirt W, et al. Osoczowy exchage na nerkowe zapalenie naczyń i idiopatyczne szybko postępujące kłębuszkowe zapalenie nerek : metaanliza. Am J Kidney Dis. 2011, 57 : 566-574.

64- De GrootK, Rasmussen N, Cohen Tervaert JW, et al. Randomized trial of cyclophosphamide versus methotrexate for induduction of reission in non renal ANCA-asculitis. Clevelan Clin J Med.2002 ; 69(suppl2) :116.

65- Jone RB, Tervaert JW, Hauser T, European vasculitis Study Group, et al. Rituximab versus cyclophosphamid in ANCA-associated renal vasculitis. N Eng J Med. 2010 ; 363 : 211-220.

66- Stone JH, Merkel PA, Spiera R, et al. RAVE-ITN Research group. Rytuksymab w porównaniu z cyklofosfamidem w przypadku zapalenia naczyń związanego z ANCA. N Engl J Med. 2010, 363 :221-232.

67- Smith RM, Jayne DR. Zubożenie komórek B w systemowym zapaleniu naczyń. Curr Immunol Rev. 2011 ;7 :415-422.

68- Hogan SL, Falk RJ, Chin H, et al. Predictors of recurpse and treatment resistance in antiineutrophil cytoplasmic antibodiesassociated small vessel vasculitis. Ann Intern Med. 2005 ; 143(9) : 621-631.

69- Booth AD, Almond MK, Burns A, Ellis P, et al. Wyniki ANCA-assocjated renal vasculitis: 5 lat retrospektywnego badania. Am J Kidney Dis. 2003, 41 : 776-784.

70- Slot MC, Tervaert JW, Boomsma MM, Stegeman CA. Miano dodatniego klasycznego przeciwciała przeciwko cytoplazmie neutrofilów (c-ANCA) przy przejściu na terapię azahiopryną związaną z nawrotem zapalenia naczyń związanego z białkiem 3. Reum artretyczne. 2004,51 :269-273.

71- Hoffman GC, Kerr GS, et al. Wegener granulomatosis: analiza 158 pacjentów. Ann Intern Med. 1992,116(6) : 488-498.

72- Pagnoux C, Maher A, Hamidou MA, et al. Azatioprine or metotrexate maintenance for ANCA-asculitis associated. N Engl J Med. 2008 ;359(26) : 2790-2803.

73- A. C. Allison, "Mechanizmy działania mykofenolanu mofetylu", Lupus, t. 14 Suppl 1, str. s2-8, 2005.

74- Hiemstra TH, Walsh MW, Schitt WH, Jayn D. Losowo kontrolowane badanie mykofenolanu mofetylu przeciwko azatioprynie do leczenia podtrzymującego w ANCA-asculitis(IMROVE°). 1-4 listopada Amerykańskie Towarzystwo Neprolu. 2009 :SA-FC 331A.

75- Hambitz M, Koch KM, Brunkhorst R.Cyclosporin w celu zapobiegania reaktywacji choroby w nawracającym ANCA-zależnym zapaleniu naczyń. Przeszczep dialny nefrolu. 1998, 13(8) : 2074-2076.

76- Kawasak S, Nakamvra H, Honda E, et al. Tacrolimus jako terapia wzmacniająca dla pacjenta z krwotokiem rozsianym pęcherzykowym związanym z MPO-ANCA. Clin Rheumatol. 2007;26(7): 1211-1214.

77- Jayne DR, Chapel H, Adu D, Misbah S, O'Donoghue D, Scott D, Lockwood CM. Dożylna immunoglobulina dla układowego zapalenia naczyń związanego z ANCA o trwałej aktywności choroby. QJM : miesięcznik Stowarzyszenia Lekarzy. 2000; 93 :433-9.

78- Martinez V, Cohen P, Pagnoux C, Vinzio S, Mahr A, Mouthon L, Sailler L, Delaunay C, Sadoun A, Guillevin L. Immunoglobuliny dożylne dla nawrotów układowych zapaleń naczyń związanych z autoprzeciwciałami cytoplazmatycznymi antyneutrofilów: wyniki wieloośrodkowego, prospektywnego, otwartego badania dwudziestu dwóch pacjentów. Artretyzm i reumatyzm. 2008; 58 :308-17.

79- Little MA, Bhangal G, Smyth CL, et al. Therapeutic effest of anti TNF alfa antibodies in an experimental model of ANCA associated systemic vasculitis. J Am Soc Nephrol. 2006; 17: 160-169.

80- Wegener's granulomatosis Etanercept trial(WGET) Research Group. Etanercept plus standardowa terapia ziarniniaka Wegenera. The New England journal of medicine. 2005; 352 :351-61.

81- Booth A, Harpen L, Hammad T, et al. Badanie prospektywne blokady TNFα z infliksymabem w układowym zapaleniu naczyń związanym z cytoplazmą antyneutrfilową. J Am Soc Nephrol. 2004; 15: 717-721.

82- Rona MS, Rachet BJ, David RWJ. Postępy w leczeniu ANCA-zależnego zapalenia naczyń. Badania i terapia zapalenia stawów. 2012, 14: 210-212.

83- Metzler C, Miehle N, Manger K, Iking-Konert C, de Groot K, Hellmich B, Gross WL, Reinhold-Keller E. Podwyższony wskaźnik nawrotów pod wpływem metotreksatu doustnego w porównaniu z leflunomidem dla utrzymania remisji w ziarniniaku Wegenera. Reumatologia. 2007, 46:1087-1091

84- Savage CO, HarpeR L, Adu D. Primary systemic vasculitis. Lancet. 1997 ; 349 : 553-558.

85- Giles DW. Narelles SW. Jonathan CC. Interwencje na nerkowe zapalenie naczyń u dorosłych. Przegląd systematyczny. BMC Nefrol. 2010, 11 :12.

86- Matteson EL, Gold KN, Bloch DA, et al. Długoterminowe przeżycie pacjentów z ziarniniakiem Wegenera z American College of Rheumatology. Kryteria klasyfikacji ziarniniaka Wegenera, kohor... 1995 ; 101(2) : 129-34.

87- Aasarod K, Iversen BM, Hammerstron J et al. Wegener's granulomatosis : przebieg kliniczny u 108 pacjentów z zajęciem nerek. Przeszczep dialny nefrolu. 2000 ; 15(5) : 611-8.

88- Flobmann D, Berden A, et al. European vasculitis study group : long term survival patient in ANCA associated vasculitis. Annale Rheumato Dis. 2014 ; 70(3) : 488-94.

89- Little MA, Nightingale P, Verburg CA, Hauser T, De Groot K, Harper L. European vasculitis study(EUVAS) group. Wczesna śmiertelność w układowym zapaleniu naczyń : względny udział zdarzeń niepożądanych i aktywnego zapalenia naczyń. Rheum Dis. 2010 ; 69 :1036-1043.

90- De Lind Van, Wijingaarden RA, Hauer HA, et al. Kliniczne uwarunkowania histologiczne wyników badań nerek w ANCA-asculitis: Prospektywna analiza 100 pacjentów z ciężkim zaangażowaniem nerek. J Am Soc nefrol. 2006 ; 17 : 2264-2274.

91- Tomasson G, Grayson PC, Mahr AD, Lavalley M, Merkel PA. Wartość pomiarów ANCA podczas remisji w celu przewidywania nawrotu metaanalizy ANCA-zależnego zapalenia naczyń. Reumatologia (Oxford). 2012;51:100-109.

92- Proso A, Pederzoli-Ribeil M, Guillevin L, Witko-Sarsat V, Mouthon L. Przeciwciała przeciwko cytoplazmie antyneutrofilowej: czy czas podzielić grupę? Ann Rheum Dis. 2013;72:1273-1279.

93- WJ, Lears AK, Ytterberg SR. Przeciwciała przeciwko cytoplazmie antymyneutrofilowej 3 i aktywność choroby w ziarniniaku Wegenera. Ann Intern Med. 2007;147:611-619

94- Thai LH, Charles P, Resche-Rigon M, Desseaux K, Guillevin L. Czy antybiotyki 3 ANCA są użytecznym markerem ziarniniaka z nawrotami poliangiitis (Wegener's)? Wyniki badania retrospektywnego na 126 pacjentach.Autoimmun Rev. 2014;13:313-318

95- Guillevin L, Lhote F, Gayraud M, et al. Czynniki rokownicze w zespole guzkowatego zapalenia wielotętniczego i zeza churga: badanie prospektywne na 342 pacjentach. Medecine (Baltimore). 1996; 75(1): 17-28.

96- Luqmani RA, Bacon PA, Moots RJ, Janssen BA, Pall A, Emery P, Savage C, Adu D. Birmingham Vasculitis Activity Score (BVAS) in systemic necrotizing vasculitis. QJM. 1994;87:671-678.

97- Flossmann O, Berden A, de Groot K, Hagen C, Harper L, Heijl C, Höglund P, Jayne D, Luqmani R, Mahr A. Długotrwałe przeżycie pacjenta w ANCA-zależnym zapaleniu naczyń. Ann Rheum Dis. 2011;70:488-494.

98- Sergey VM, Pavel IN. Klasyfikacja, diagnozowanie i leczenie zapalenia naczyń związanego z ANCA. World J Rheumatol. 2015 r. 12 marca; 5(1): 36-44.

99- Exley AR, Bacon PA, Luqmani RA, Kitas GD, Gordon C, Savage CO, Adu D. Opracowanie i wstępna walidacja Vasculitis Damage Index do standaryzowanej oceny klinicznej uszkodzeń w układowych zapaleniach naczyń.Arthritis Rheum. 1997;40:371-380.

100- Pons-Estel GJ, et al. Understanding the epidemiology and progression of SLE. Seminowe zapalenie stawów. 2010 ;39(4) :257.

101- Liu Z, Davidson A. Oswajanie tocznia - nowe rozumienie patogenezy prowadzi do postępów klinicznych. Nat Med. 2012 ;18 :871-882.

102- Cervera R, Khamashta MA, Font J, et al. Toczeń rumieniowaty układowy: kliniczne i immunologiczne wzorce ekspresji choroby w kohorcie 1 000 pacjentów. Europejska grupa robocza ds. tocznia systemowego Erythematosus. Medycyna (Baltimore). 1993; 72: 113–24.

103- Gaipl US, Voll RE, Szeryf A i inni. Upośledzone usuwanie umierających komórek w tru. Autoimmun Rev. 2005 ;4(4) :189-94.

104- Munoz LE, Gaipl US, Franz S, et al. SLE a disease of clearance deficiency ?. rheumatology. 2005 ;44(9) :1101-1107.

105- Bertsias GK, Salmon JE, Boumpas DT. Możliwości terapeutyczne w toczniu rumieniowatym układowym: stan techniki i perspektywy na nową dekadę. Ann Rheum Dis 2010;69:1603-11.

106- Rahman AH, Eusenberg RA. Rola receptorów podobnych do płatnych w tru. Springer Semin Immunopathol. 2006 ;28(2) :131-43

107- Crow MK. Interferon typu I w SLE. Curr Top Microbiol Immunol. 2007 ;316 :359-86.

108- Vogt A, Batsford S, Morioka T, Woitos R. Zmiana koncepcji w pahogenezie toczniowego zapalenia nerek. Inter Rocznik nefrologii. 1993 ;25 :44.

109- Lech M, Anders HJ. Patogeneza toczniowego zapalenia nerek. J Am Soc Nephrol. 2013 ;24(9) :1357-66.

110- Bosch X. Toczeń rumieniowaty układowy i neutrofil. N Engl J Med. 2011 ;365 :758-760.

111- Yu F, Tan Y, Li LH, et al. Tubulointerstitial lesions of patients with lupus nephritis classified by the 2003 international society of nephrology and renal pathology society of nephrology and renal pathology society. Kidney int. 2010 ;77 :820-829.

112- Yung S, Chan TM. Przeciwciała anty-DNA w patogenezie LN, nowe mechanizmy. Rewizje autoodpornościowe. 2008 ;7(4) :317-321.

113- Rekviz OP, Nasent JC. Przeciwciała przeciwko dwuniciowemu DNA, nukleosom i tru : czas na nowe paradygmaty ?... reum artretyzmu. 2003 ;48(2) :300-12.

114- Deacharan B, Qing X i in. Alfa-aktynyna jest krzyżowo reagującym celem nerkowym dla patogenicznych przeciwciał anty-DNA. J Immunol. 2002 ;168 :3072-3078.

115- Allam R, Lichtnekert J, et al. Wirusowe RNA i DNA wyzwalają wspólne odpowiedzi przeciwwirusowe w komórkach mezangialnych. J Am Soc Nephrol. 2009 ;20 :1986-1996.

116- Deshmukh US, Bagavant H, Fu SM. Rola przeciwciał antyDNA w patogenezie toczniowego zapalenia nerek. Recenzje Autoimmunologiczne. 2006 ;5(6) :414-418.

117- Waters ST, Mc Duffie M, Bagavant H, et al. Przełamanie tolerancji na podwójne nici DNA, nukleosom i inne antygeny jądrowe nie jest wymagane do patogenezy toczniowego zapalenia kłębuszków nerkowych. J Exp Med. 2004 ;199 :255-264

118- Van Bavel CC, Fenton KA, Rekvig OP, et al. Glomerular targets of nephritogenic autoantibodies in SLE. Reum artretyczne. 2008 ;58(7) :1892-9.

119- A. Rahman i D. A. Isenberg, "Systemic lupus erythematosus", The New England Journal of Medicine, vol. 358, no. 9, pp.929-939, 2008.

120- M. Mannik, C. E. Merrill, L. D. Stamps i M. H. Wener, "Multiple autoantibodies form the glomerular immune depositsin patients with systemic lupus erythematosus," TheJournal of Rheumatology, vol. 30, no. 7, pp. 1495-1504, 2003.

121- Perez DL, Maier H, Nieto E, et al. Ekspresja chemokin poprzedza naciek komórek zapalnych oraz ekspresję receptorów chemokinowych i cytokin podczas inicjacji toczniowego zapalenia nerek moruny. J Am Soc Nephrol. 2001 ;12 :1369-1382.

122- Fairhurst AM, Xie C, Fu Y, et al. Interferony typu I produkowane przez rezydentne komórki nerkowe mogą promować chorobę narządów docelowych w GN za pośrednictwem autoprzeciwciała. J Immunol. 2009 ;183 :6831-6838.

123- Rich SA. Wtrącenia tocznia ludzkiego i interferon. Nauka . 1981 ;213 :772-779.

124- De Albuquerque DA, Saxena V, Adams DE, et al. Inhibitor ACE redukuje cytokiny TH2 i izoformy TGFβ2 w toczniowym zapaleniu nerek u myszy. Kidney Int. 2004 ;65 :846-859.

125- J. J.Weening, V.D.D'Agati, M.M. Schwartz i inni, "The classification of glomerulonephritis in systemic lupus erythematosusrevisited", Journal of the American Society of Nephrology. 2004 ;15(2) :241–250.

126- Boackle SA, Holers VM: Rola uzupełniająca w rozwoju społeczności lokalnej. Curr Dir Autoimmun 2003, 6:154-168.

127- Truedsson L, Bengtsson AA, Sturfelt G: Complement defi ciencies andsystemic lupus erythematosus. Autoimmunity 2007, 40:560-566.

128- Bao L, Haas M, Quigg RJ: Complement factor H defi ciency accelerates development of lupus nephritis. J Am Soc Nephrol 2011, 22:285-295.

129- Apostolidis SA, Crispin JC, Tsokos GC: IL-17 produkujące komórki T w zapaleniu toczniowym. Lupus 2011, 20:120-124.

130- Kuroiwa T. Interakcje komórkowe w patogenezie toczniowego zapalenia nerek : rola komórek T i makrofagów w amplifikacji procesu zapalnego w nerce. Lupus. 1998 ;7 :597-603.

131- Kulkami O, Anders HJ. Chemokiny w toczniowym zapaleniu nerek. Frontowe biosci. 2008 ;13 :3312-3320.

132- Bagavant H, Fu SM. Patogeneza choroby nerek w tru. Aktualna opinia w dziedzinie reumtologii . 2009 ;21 :489-494.

133- Posłaniec Madaio. Rola autoprzeciwciał w pahogenezie toczniowego zapalenia nerek. 1999 ;19 :48-56.

134- Chan OT, Hannum LG, Haberman AM i inni. Nowa mysz z komórkami B, ale blokująca przeciwciała w surowicy, ujawnia niezależną od przeciwciał rolę komórek B w toczniu morskim. J Exp Med. 1999 ;189 :1639-1648.

135- Sumeet A. Lupus nephritis: aktualizacja patogenezy. J Indian Rheumatol Assoc. 2004 ;12 :11-15.

136- Vlahakos DV, Foster MH, Adams S, et al. Przeciwciała anty DNA tworzą złogi immunologiczne w różnych miejscach kłębuszków i naczyń. Kidney Int. 1992 ;41 :1690-1700.

137- Garcia-Romo GS, Caielli S, Vega B, Connolly J, Allantaz F, Xu Z, Punaro M,Baisch J, Guiducci C, Coff man RL, Barrat FJ, Banchereau J, Pascual V: Nettingneutrofile są głównymi czynnikami indukującymi produkcję IFN typu I w toczniu rumieniowatym układowym pediatrycznym. Sci Transl Med 2011, 3:7320

138- Lande R, Ganguly D, Facchinetti V, Frasca L, Conrad C, Gregorio J, Meller S, Chamilos G, Sebasigari R, Riccieri V, Bassett R, Amuro H, Fukuhara S, Ito T, LiuYJ, Gilliet M: Neutrofile aktywują komórki dendrytyczne plazmacytoidów poprzez uwalnianie kompleksów-peptydów DNA w toczniu rumieniowatym układowym. Sci TranslMed 2011, 3:7319

139- Iwata Y, Furuichi K, Sakai N, Yamauchi H, Shinozaki Y, Zhou H, Kurokawa Y, Toyama T, Kitajima S, Okumura T, Yamada S, Maruyama I, Matsushima K, Kaneko S, Wada T: Komórki dendrytyczne przyczyniają się do autoimmunologicznego uszkodzenia nerek u myszy MRL-Faslpr. J Rheumatol 2009, 36:306-314.

140- Smeets B, Kuppe C, Sicking EM, et al. Ciemieniowe komórki nabłonkowe biorą udział w tworzeniu zmian sklerotycznych w ogniskowej segmentowej kłębuszkowej macicy. J Am Soc Nephrol. 2011 ;22 :1262-1274.

141- Tamara K N, Gary S G. Mechanizmy uszkodzenia tkanek w toczniowym zapaleniu nerek. Badania i terapia zapalenia stawów 2011, 13:250-259.

142- Ben-Menachem E. Systemic lupus erythematosus : recenzja od anestezjologów. Anesth Analg. 2010 ;111 :665-76.

143- Cojocaru M, et al. Manifestations of systemic lupus erythematosus. Maedica(Buchar). 2011 ;6(4) :330-336.

144- Zoma A - Zaangażowanie mięśniowo-szkieletowe w toczeń rumieniowaty układowy (systemic lupus erythematosus). Lupus. 2004; 13: 851-853.

145- Rajasekhar L. Neurolupus : jeszcze enigma? Indianin J Rheum. 2010 ;5 :57-58.

146- Appenzeller S, Cendes F, Costallat LT. Napady padaczkowe w toczniu rumieniowatym układowym. Neurologia. 2004 ;63 :1808-1812.

147- Tang Z1, Wang Z, Zhang HT. Cechy kliniczne i wynik leczenia nerki u chorych na toczeń z rozlanym półksiężycowatym zapaleniem kłębuszków nerkowych. Rheumatol Int. 2009 ;30(1): 45-9.

148- D'Cruz DP, mgr Khamashta, Hughes. GR - toczeń rumieniowaty układowy. Lancet 2007; 369: 587-96.

149- Cervera R, Khamashta MA, Font J, etal. - Zachorowalność i śmiertelność w toczniu rumieniowatym układowym w okresie 10 lat. Porównanie wczesnych i późnych objawów w kohorcie 1 000 pacjentów. Medycyna 2003; 82: 299-308.

150- Benito-Garcia E, Schur PH, Lahita R. Wytyczne dotyczące immunologicznych badań laboratoryjnych w chorobach reumatycznych: testy na przeciwciała anty-Sm i anty-RNP. Reum artretyczne. 2004;51(6):1030.

151- Weening JJ, Agate VD, et al. Powrócono do klasyfikacji GN w toczniu rumieniowatym układowym (systemic lupus erythematosus). Kidney Int. 2004 ;65 :512-530.

152- Churg J, Bernstein J, Glossock DJ. Klasyfikacja i atlas chorób kłębuszków nerkowych. 2nd Edn. Nowy Jork, Tokio, Igaku-Shoin. 1995.

153- G S Markowitz1 i V D'Agati. Klasyfikacja ISN/RPS 2003 dotycząca toczniowego zapalenia nerek: Ocena na 3 lata. Kidney International. 2007 ; 71 :491–495.

154- Renal Disease Subcommittee of the American College of Rheumatology Ad Hoc Committee on Systemic Lupus Erythematosus Response Criteria. The American College of Rheumatology response criteria for proliferative and membranous renal disease in systemic lupus erythematosus clinical trials. Reum artretyczne. 2006;54:421–32.

155- Choroba nerek: poprawa wyników globalnych (KDIGO) grupa robocza ds. kłębuszkowych zapaleń nerek. Wytyczne KDIGO dotyczące praktyki klinicznej w zakresie kłębuszków nerkowych (glomerulonephriis). Kidney Int. Suppl. 2012 ;2 :139-274.

156- Bertsias GK, Tektonidou M, Amoura Z, et al. Joint European league against rheumatism and European Renal Association-European Dialysis and transplant association (EULAR/ ERA-EDTA) recommendations for the management of adult and paediatric lupus nephritis. Ann Rheum Dise. 2012 ;71 :1771-82.

157- Austin III HA, Killep JH, Le Riche NG, et al. Terapia toczniowego zapalenia nerek kontrolowanego badania prednizonu w cytotoksycznym leku. N Engl Med. 1986 ;314 :614-9.

158- Steinberg AD, Decker JL. Podwójnie ślepa próba kontrolna porównująca cyklophosphamid, azatioprynę i placebo w leczeniu tocznia kłębuszków nerkowych. Reum artretyczne. 1974 ;6 :923-37.

159- Illei GG, Austin HA, et al. Połączenie terapii z pulsującym cyklofosfamidem plus pulsujący metyloprednizol poprawia długoterminowy wynik nerek bez dodawania toksyczności u pacjentów z toczniowym zapaleniem nerek. Annale Medycyny Wewnętrznej. 2001 ;135 :248-257.

160- Hahn BH, mgr Mc Mahon, Wilkinson A, i in. Amerykańskie Kolegium Reumatologiczne wytyczne dotyczące badań przesiewowych, leczenia i postępowania w toczniowym zapaleniu nerek. Erthritis Care Res. 2012 ;64 :797-808.

161- Houssiau FA, Vasconcelos C, D'Cruz D, i in. Terapia immunosupresyjna w toczniowym zapaleniu nerek. Badanie Euro-Lupus Trial, randomizowane badanie cyklofosfamidu dożylnego małej dawki w porównaniu z dożylnym cyklofosfamidem dużej dawki. Reum artretyczne. 2002;46:2121-31.

162- Chan TM, et al. Długoterminowe badanie MMF jako ciągłego leczenia indukcyjnego i podtrzymującego w przypadku rozsianego toczniowego zapalenia nerek. J.Am.Soc.Nephrol. 2005 ;16 :1076-84.

163- Chan TM, Li FK, Tang CS, i in. Skuteczność MMF u pacjentów z rozsianym toczniowym zapaleniem nerek. Hong Kong-Guangzhoo Nephrology Study Group. N Eng.J.Med. 2000 ;343 :1156-62.

164- Ginzler EM, Dooley MA, et al. MMF versus CYC for lupus nephritis . the New Engl.J of Med. 2005 ;353 :2219-2228.

165- Appel GB, Contreras G i in. MMF versus CYC do indukcji toczniowego zapalenia nerek. Journal of The American Soc of Nephrol. 2009 ;20 :1103-1112.

166- Isenberg D, appzl GB, et al. Influence of race-ethnicity on response to lupu nephritis : the ALMS study. Rheumatol. 2009 ;49 :128-140.

167- Li X, Ren H, et al. MMF lub takrolimus w porównaniu z dożylnym CYC w leczeniu indukcyjnym aktywnego toczniowego zapalenia nerek. Nefrol.Dial.Transplant... 2012 ; 27 :1467-72.

168- Zavada J. Pesickova S, Rysava R, et al.Cyclosporine A lub dożylnie cyclophosphamide for lupus nephritis : badanie cyclofa-lune. Lupus. 2010 ;19 :1281-9.

169- Chen W, et al. Krótkoterminowe wyniki terapii indukcyjnej takrolimusem i cyklofosfamidem dla aktywnego toczniowego zapalenia nerek: wieloośrodkowe randomizowane badanie kliniczne. Am.J.Kidney.Dis. 2011 ;57-235-44.

170- Bao H, Liu ZH, et al. Skuteczne leczenie toczniowego zapalenia nerek klasy V+IV z terapią wieloetapową. J.AM. Soc. Nefrol. 2008 ;19 :2001-10.

171- Lewis EJ, Hunsicker CG, et al. Kontrolowane badanie terapii plazmaferezą w ciężkim toczniowym zapaleniu nerek. New Engl J of Med. 1992 ;326 :1373-1379.

172- Melandra C, Sallee M, Trolhet P, Candan S, et al. Rytuksymab w ciężkim toczniowym zapaleniu nerek: Wczesne wyczerpanie komórek B wpływa na długoterminowy wynik leczenia nerki. Dziennik kliniczny amerykańskiego społeczeństwa nefrologicznego. 2009 ;4 :587-579.

173- Masood S, Jayne D, Karim Y. Byond wyzwania immunosupresyjne w leczeniu klinicznym toczniowego zapalenia nerek. lupus. 2009 ;18 :106-115.

174- Contreras G, Pardo V, Leclerq B, et al. Terapie sekwencyjne rozrostowego toczniowego zapalenia nerek. The New.Engl. J.of. Medekina. 2004 ;350 ;971-980.

175- Houssiau FA, D'Cruz D, et al. Azatioprine versus MMF dla długotrwałej immunosupresji w toczniowym zapaleniu nerek: wyniki badania MAINTAIN nephritis. Ann Rheum.Dis. 2010 ;69 :2083-9.

176- Dooley MA, Jayne D, Ginzler EM, et al. Mykofenolan versus Azatioprine jako terapia podtrzymująca w toczniowym zapaleniu nerek. N.Engl.J.Med. 2011 ;365 :1886-95.

177- Austin III HA, Illei GG, et al. Randomized controlled trial of prednisone, cyclophosphamide, and cyclosporine in lupus membranous nephropathy. Dziennik amerykańskiego Towarzystwa Nefrologicznego. 2009 ;20 :901-911.

178- Radhakrishnan J, Moutzouris DA, i in. MMF oraz dożylny cyklofsphamid są podobne do terapii indukcyjnej w toczniowym zapaleniu nerek klasy V. Kidney Inter. 2010 ;77 :152-160.

179- Buyon JP, Petri MA, et al. Wpływ skojarzonej terapii substytucyjnej estrogenami i hormonem progesteronowym na aktywność choroby w tru: badanie randomizowane. Ann Intern Med. 2005 ;142 :953-62.

180- Bae SC, Koh HK, et al. Reliability and validity of activity measure-revised for measuring clinical disease activity in systemic lupus erytematosus. Lupus ;10 :405-9.

181- Karlson EW, et al. Validaion of systemic lupus activity qusetionnaire(SLAQ) for population studies. Lupus. 2003 ;12 :280-6.

182- Li Y, Tucci M, Narian S, et al. Biomarkery moczowe w toczniu nerkowym. Autoimmun Rev. 2006 ;5 :383-388.

183- Schwart N, et al. Urinary TWEAK and the activity of lupus nephritis. J Autoimmun. 2006 ;27 :242-250.

184- Pitashny M, Schwartz N, i in. Lipokalina-2 w moczu jest związana z aktywnością choroby nerek w toczniu nerkowym człowieka. Reum artretyczne. 2007 ;56 :1894-1903.

185- Mavragani CP, Moutsopoulos HM, toczniowe zapalenie nerek: bieżące problemy. Ann Rheum Dis. 2003 ;62 :795-798.

186- Ward MM. Zmiany w częstości występowania schyłkowej niewydolności nerek z powodu toczniowego zapalenia nerek :1982-1995. Arch Internat Med. 2000 ;160 :3136-40.

187- Mok CC. Czynniki rokownicze w toczniowym zapaleniu nerek. Lupus. 2005 ;14 :39-44.

188- Korbet SM, Schwartz MM, Evan J, Lewis EJ, Collaborative study group. Poważne toczniowe zapalenie nerek: różnice rasowe w prezentacji i wynikach. J Am Soc. 2007 ;18 :244-54.

189- Faurschou M, Starklint H, Halberg P, Jacobsen S. Czynniki prognostyczne toczniowego zapalenia nerek: opóźnienie diagnostyczne i terapeutyczne zwiększa ryzyko terminalnej niewydolności nerek. J Rheumatol. 2006 ; 33(8) :1563-9.

190- Parikh SV, Nagaraja HN, Hebert L, Rovin BH. Rozbłysk nerek jako predyktor incydentów i postępującej przewlekłej choroby nerek u pacjentów z toczniowym zapaleniem nerek. Clin J A Soc Nephrol. 2014 ;9 :279-84.

191- Kammoun K, Jarraya F, et al. Słabe czynniki rokownicze toczniowego zapalenia nerek. SJKDT. 2011 ;22 (4) :727-32.

192- Yoshiaki T, Hirofumi A, Syhei T, et al. Lonf term prognosis in lupus nephritis : relation to the renal biopssy, therapy, and grade of remission. Japońska J z Rheumatolu. 1999 ; 9(2) : 135-145.

193- Cerveral R, et al.European working party on systemic lupus erythematosus : morbidity and mortality in SLE during a 10 years period, a comparaison of early and late manifestation in cohort of 1000 patients. Medecine (Baltimone)). 2003 ;82 :299-308.

194- Fiehn C. Wczesna diagnoza i leczenie toczniowego zapalenia nerek : jak możemy wpływać na ryzyko terminalnej niewydolności nerek. J Rheumatol. 2006 ;33 :1464-6.

195- Miranda Hermandez D, Reyes CC, et al. Czynniki rokownicze dla odpowiedzi na leczenie u pacjenta z toczniowym zapaleniem nerek. Rheumtol Clin. 2014 ;10(3) :164-9.

196- Austin III HA, Boumpas DT, Vaghan EM, Balou JE. Predicting renal outcomes in severe lupus nephritis : contributions of clinical and histologic data. Kidney Int. 1994 ;45 :544-550.

197- Contrevas G, Pardo V, et al. Czynniki związane ze słabymi wynikami u pacjentów z toczniowym zapaleniem nerek. Lupus. 2005 ;14(11) :890.

198- Lopez R, Davidson JE, Beedy MD, et al. Lupus disease activity and the risk of subsequent organ damage and mortality in a large lupus cohort. Rheumatol. 2012,51(3) :491-8.

199- Yap DY, Tang CS, et al. Analiza przeżycia i przyczyn śmiertelności u pacjentów z toczniowym zapaleniem nerek. Przeszczep dialny nefrolu. 2012 ;27(8) : 3248-54.

200- Yap DY, Tang CS, Ma MK i in. Analiza przeżycia i przyczyn śmiertelności u pacjentów z toczniowym zapaleniem nerek. Przeszczep dialny nefrolu. 2012 ;27(8) :3248-54.

201- Chakravarty EF, Bush TM, Manzi S, Clarke AE. Częstość występowania dorosłego tocznia rumieniowatego układowego w Kalifornii i Pensylwanii w 2000 r.: szacunki uzyskane na podstawie danych z hospitalizacji. Reum artretyczne. 2007;56(6):2092.

202- Terborg, Horst G, Hummel EJ, et al. Pomiar wzrostu poziomu przeciwciał przeciwko dwuniciowemu DNA jako predyktor zaostrzenia choroby w tru. Zapalenie stawów. Rhumatyzm. 1990; 33(5): 63-643.

203- Samih HN, Vivette D, et al. Nekrotyczne i półksiężycowe toczniowe zapalenie nerek z seropozytywnością przeciwciał przeciw cytoplazmieineutrofilowej. Clin J Am Soc Nephrol. 2008. 3: 682-690.

204- Galeazzi M, Morozzi G et al. ANCA u 566 europejskich pacjentów z toczniem rumieniowatym układowym: Częstość występowania, powiązania kliniczne i korelacja z innymi przeciwciałami. Clin Exp Rheumatol. 1998 ; 16 : 541-6.

205- Hoffman GS, Speck SU. Przeciwciała przeciw cytoplazmieineutrofilowej. Reum artretyczne. 1998 ; 41 : 1521-37.

206- Anousheh H, Jafar F, Owlia MB, Alireza S. Cytoplazmatyczne przeciwciało antyneutrofilowe w chorobie tkanki łącznej. JIACM. 2005 ; 6(3) : 216-9.

207- Jennette JC, Xiao H, Falk RJ. Patogeneza zapalenia naczyń przez autoprzeciwciała przeciwko cytoplazmie neutrofilów. J Am Soc Nephrol. 2006 ; 17 : 1235-1242.

208- Molnar K, Kovacs L, Kiss M, Husz S, Dobozu A, Pokoerny G. Przeciwciała cytoplazmatyczne przeciwneutrofilowe u chorych na toczeń rumieniowaty układowy. Clin Exp Dermatol. 2002, 27 :56-61.

209- Kabasakal Y, Csernok E, Isenberg DA, Mrowks C, Gross WL. ANCA w tru: częstość występowania, specyfika i znaczenie kliniczne. Reum artretyczne. 1995 ; 38 :633-7.

210- Chin HJ, Ahn C, Lim CS, Hung HK, Lee JG, et al. Implikacje kliniczne testu ANCA w toczniowym zapaleniu nerek. Am J Nephrol. 2000 ; 20 :57-63

211- Nishiya K, Chikuzawa H, Nishimura S, et al. Przeciwciało cytoplazmatyczne przeciwineutrofilowe u pacjentów z toczeniem rumieniowatym układowym w niezwiązanych z cechami klinicznymi. Clin Rheumatol. 1997 ; 16 :70-5.

212- Vandan DP, Badakere SS, Lata SB, Almeida AF. ANCA w toczniu rumieniowatym układowym : Częstość występowania, związek kliniczny i korelacja z innymi autoprzeciwciałami. JAPI. 2004; 52 : 533-36.

213- Schnabel A, Csernok E, Isenberg DA, Mrowks C, Gross WL. ANCA w tru: częstość występowania, specyfika i znaczenie kliniczne. Reum artretyczne. 1995 ; 38 :633-7.

214- Fauzi AR, Kong NT, Chua MK, et al. Przeciwciała w toczniu rumieniowatym układowym przeciwko wirusom cytoplazmatycznym: Częstość występowania, korelacje aktywności choroby i skojarzenia z histerezą. Med J Malysia. 2004; 59(3) :372-76.

215- Lee SS, Lawton JW, Chan CE, Li CS, Kwan TH, Chau KF. Przeciwciało antylaktoferynowe w toczniu rumieniowatym układowym. Br. J. Rheumtol. 1992; 31 :669-673.

216- Spronk PK, Bootsna H, Horst G, Huitema MG, Kloolen MI. ANCA w toczniu rumieniowatym układowym. Br. J. Rheumatol. 1996 ; 35 :625-31.

217- Niles JL, Cluskey RT, Ahmad MF, Arnaout MA. Autoantygen ziarniniaka Wegenera to nowa generacja proteinaz serynowych. Krew. 1989 ; 74 :1888-93.

218- Hughson MD, He Z, Henegar J Alveolar hemorrhage and renal microangiopathy in systemic lupus erythematosus. Arch. Pathol. Laboratorium. Med. (2001).125: 475-83.

219- Lee JG, Joo KW, Chung WK (2001). Rozproszony krwotok z pęcherzyków płucnych w toczniowym zapaleniu nerek. Clin. Nefrol. 55: 282-8.

220- Nishiya K, Chikazawa H, Nishimura S, Hisakawa N, Hashimoto K (1997). Przeciwciało przeciwko cytoplazmie neutrofilów u chorych na toczeń rumieniowaty układowy nie ma związku z cechami klinicznymi. Clin. Rheumato. 116 :70-75.

221- Weening JJ, D'Agati VD, Schwartz MM (2004). Powrócono do klasyfikacji kłębuszków nerkowych w toczniu rumieniowatym układowym (systemic lupus erythematosus). Nerka. Int. 65: 521- 530.

222- Kmukhtyar C, Guillevin L, Cid MC, Dasgupta B, et al. Eular recommandations for the management of primary small and medium vessel vasculitis. Ann Rheum Dis. 2009 ; 68 : 310-7.

223- Cameron JS. Lupus nephritis. J Am Soc Nephrol. 1999; 10: 413-424.

224- Appel GB, Contreras G, Doopley MA, Ginzler EM, Isenberg D, et al. Aspreva lupus management study group: Mykofenolan mofetylu w stosunku do cyklofosfamidu w indukcyjnym leczeniu toczniowego zapalenia nerek. J Am Nephrol.2009; 20 :1103-1112.

225- MoritoS, Watanabe T, Lee S, et al. Poprawa szybko postępującego toczniowego zapalenia nerek związanego z MPO-ANCA z takrolimusem. Mod Rheumatol. 2010 ;20 :291-294.

226- Liuz, Zhang H, el al. Multitarget therapy for induduction treatment of lupus nephritis a randomized trial multitarget therapy for induduction treatment of lupus nephritis. Ann Intern Med. 2015 ;162 :18-16.

227- Merrill JT, Neuwelt CM, Wallace DJ, et al. Efficacy and safety of rituximab in moderately to severely active systemic lupus arythematosus : the randomized double-blind, phase II/III systemic lupus erythematosus evaluation of rituximab trial. Reum artretyczne. 2010 ;62 :222-233.

228- Rouin BH, Furie R, et al. Skuteczność i bezpieczeństwo stosowania rytuksymabu u pacjentów z aktywnym toczniowym zapaleniem nerek: ocena toczniowego zapalenia nerek za pomocą badania Rituximab. Reum artretyczne. 2012 ;64 :1215-1226.

229- Mok CC, Lai KN. Leczenie ciężkiego, proloferacyjnego toczniowego zapalenia nerek. Państwo surrentowskie. Ann Rheum Dis. 2003 ;62 :799-804.

230- Hogan J, Avasare R, Radhakrishnan J. Czy nowszy jest bezpieczniejszy? Niekorzystne zdarzenia związane z terapią pierwszej linii w przypadku ANCA-zapalenia naczyń i toczniowego zapalenia nerek. Clin J Am Soc Nephrol. 2014 ;9 :1657-1667.

231- Gaudin PB, Askin FB, Falk RJ, Jennette CJ. Patologiczne spektrum zmian płucnych u chorych z ANCA specyficzne dla antybioterazy 3 i antymieloperoksydazy. Am J Clin Pathol. 1995 ; 104 :7-16.

232- Ravi Paul Singh Virdi, Adeel Bashir, Ghulamullah Shahzad, Javed Iqbal i Jose O.Mejia. Rozproszony krwotok pęcherzykowy: Rzadki stan zagrożenia życia w toczniu rumieniowatym układowym. Hindawi, Raporty przypadków z pulmonologii. 2012 ; 4 :1-4

233- Santos-Ocampo AS, Mandell BF, Fessler BJ. Krwotok pęcherzykowy w toczniu rumieniowatym układowym: prezentacja i postępowanie. Klatka piersiowa. 2000; 118: 1083-1090.

234- Kwok SK, Moon SJ, Ju JH, Park KS, Kim WU, i in. Krwotok z pęcherzyków płucnych w toczniu rumieniowatym układowym, czynniki ryzyka i wynik kliniczny:

wyniki uzyskane w szpitalach stowarzyszonych z katolickim uniwersytetem w Korei. Lupus. 2011 ;20(1) :102-7.

235- Zomara MR, Warner ML, Tuder R, Schwarz MI. Krwotok rozsiany pęcherzykowy i toczeń rumieniowaty układowy :obraz kliniczny, histologia, przeżycie i wynik. Medekina. 1997 ;76(3) :192-202.

236- Badsha H, Teh CL, Kong KO, Lian TY, Chng HH. Krwotok płucny w toczniu rumieniowatym układowym. Seminaria na temat zapalenia stawów i reumatyzmu. 2003 ;33(6) :414-421.

237- Santos -Ocampo AS, Mandell BF, et al. Krwotok pęcherzykowy w toczniu rumieniowatym układowym, prezentacja i postępowanie. Klatka piersiowa. 2000 ;118(4) :1083-1090.

238- Schwab EP, Schumacher HR, Freundlich B, Callegari PE. Krwotok pęcherzykowy płucny w toczniu rumieniowatym układowym. Seminaria na temat zapalenia stawów i reumatyzmu. 1993 ;23(1) :8–15.

239- Hoshi KI, Matsuda M, Ishikawa M, i in. Skuteczne leczenie pełnoobjawowego krwawienia płucnego związanego z toczeniem rumieniowatym układowym. Reumatologia kliniczna. 2004 ;23(3) :252-255.

240- Gottenberg JE, Guillevin L, Lambotte O, et al. tolerancja i krótkoterminowa skuteczność rytuksymabu u 43 pacjentów z autoimmunologiczną chorobą układową. Roczniki chorób reumatycznych. 2005; 64(6) :913-920.

241- Vigna-Perez M, Hernandez-Castro B, Parases-Saharopulos O, et al. Efekty kliniczne i immunologiczne Rituximabu u pacjentów z toczniowym zapaleniem nerek opornych na konwencjonalną terapię: badanie pilotażowe. Zapalenie stawów. Terapia. 2006 ;8(3) :83.

242- Abud-Mendoza C, Moreno-Valdés R, Cuevas-Orta E, et al. Leczenie ciężkiego tocznia rumieniowatego układowego za pomocą Rytuksymabu: badanie otwarte. Klinika reumatologiczna. 2009 ;5(4) :147-152.

243- Austin HA III, Boumpas DT, Vaughnem M, Balow JE. Wysokie cechy ryzyka toczniowego zapalenia nerek, znaczenie czynników rasowych oraz klinicznych i histologicznych u 166 pacjentów. Przeszczep dialny nefrolu. 1995 ;10 :1620-1628.

244- Faurchow M, Storklin H, Halberg P, Jacobsen S. Czynniki rokownicze w toczniowym zapaleniu nerek: czynniki diagnostyczne w toczniowym zapaleniu nerek, opóźnienie diagnostyczne i terapeutyczne zwiększa ryzyko terminalnej niewydolności nerek. J Rheumatol. 2006 ;33(8) :1563-9.

245- Donadio JV, Hart GM, Bergstralh EJ, Holley KE. Prognoscti determinants in lupus nephritis: a long term clinicopathologic study. Lupus. 1995 ;4(2) ::109-15.

246- Diaz-Lagares C, Goca S, Sangle S, et al. Skuteczność rytuksymabu u 164 pacjentów z toczniowym zapaleniem nerek potwierdzonym dwubiegunowo: łączone daa z europejskich kohort. Autoimmune Rev. 2012 ;11 :357-364.

247- Lim CS, Chin HJ, Jung YC i in. Czynniki rokownicze tocznia rozsianego rozsianego. Clin Nephrol. 1999 ;52(3) :139-47.

248- Berden JH. Lupus nephritis. Kidney int. 1997 ;52(2) :538-58.

249- Chen S, Tang Z, Zhang H,Hu W, Liu Z. Przewidywanie wyników leczenia nerki u pacjentów z toczniowym zapaleniem nerek. Am J Med. 2015 ;349(4) :298-305.

250- Kamoun K, Jarraya F, et al. Prognostic factors of lupus nephritis. SJKDT. 2011 ;22(4) :727-732.

Birmingham Vasculitis Activity Score (version 3)

Patient ID: **Date of birth:**

Total score:

Assessor: **Date of assessment**

Tick an item **only** if attributable to active vasculitis. If there are no abnormalities in a section, please tick 'None' for that organ-system.

If **all** abnormalities are due to persistent disease (active vasculitis which is not new/worse in the prior 4 weeks), tick the **PERSISTENT** box at the bottom right corner

Is this the patient's first assessment? **Yes O** **No O**

	None	Active disease
1. General	O	
Myalgia		O
Arthralgia / arthritis		O
Fever ≥38° C		O
Weight loss ≥2 kg		O
2. Cutaneous	O	
Infarct		O
Purpura		O
Ulcer		O
Gangrene		O
Other skin vasculitis		O
3. Mucous membranes / eyes	O	
Mouth ulcers		O
Genital ulcers		O
Adnexal inflammation		O
Significant proptosis		O
Scleritis / Episcleritis		O
Conjunctivitis / Blepharitis / Keratitis		O
Blurred vision		O
Sudden visual loss		O
Uveitis		O
Retinal changes (vasculitis / thrombosis / exudate / haemorrhage)		O
4. ENT	O	
Bloody nasal discharge / crusts / ulcers / granulomata		O
Paranasal sinus involvement		O
Subglottic stenosis		O
Conductive hearing loss		O
Sensorineural hearing loss		O
5. Chest	O	
Wheeze		O
Nodules or cavities		O
Pleural effusion / pleurisy		O
Infiltrate		O
Endobronchial involvement		O
Massive haemoptysis / alveolar haemorrhage		O
Respiratory failure		O

	None	Active disease
6. Cardiovascular	O	
Loss of pulses		O
Valvular heart disease		O
Pericarditis		O
Ischaemic cardiac pain		O
Cardiomyopathy		O
Congestive cardiac failure		O
7. Abdominal	O	
Peritonitis		O
Bloody diarrhoea		O
Ischaemic abdominal pain		O
8. Renal	O	
Hypertension		O
Proteinuria >1+		O
Haematuria ≥10 RBCs/hpf		O
Serum creatinine 125-249 μmol/L*		O
Serum creatinine 250-499 μmol/L*		O
Serum creatinine ≥500 μmol/L*		O
Rise in serum creatinine >30% or fall in creatinine clearance >25%		O
***Can only be scored on the first assessment**		
9. Nervous system	O	
Headache		O
Meningitis		O
Organic confusion		O
Seizures (not hypertensive)		O
Cerebrovascular accident		O
Spinal cord lesion		O
Cranial nerve palsy		O
Sensory peripheral neuropathy		O
Mononeuritis multiplex		O
10. Other	O	
a.		O
b.		O
c.		O
d.		O
PERSISTENT DISEASE ONLY: (Tick here if **all** the abnormalities are due to persistent disease)		☐

VASCULITIS DAMAGE INDEX (VDI)

This is for recording organ damage that has occurred in patients *since the onset of vasculitis*
Patients often have co-morbidity before they develop vasculitis, **which must not be scored**
Record features of active disease using the Birmingham Vasculitis Activity Score (BVAS)
A new patient should ***usually have a VDI score of zero,*** unless:
(a) they have had vasculitis for more than three months of onset of disease, and
(b) the damage has developed or become worse since the onset of vasculitis

1. Musculoskeletal	**No**	**Yes**
None	☐	
Significant muscle atrophy or weakness		○
Deforming/erosive arthritis		○
Osteoporosis/vertebral collapse		○
Avascular necrosis		○
Osteomyelitis		○
2. Skin/Mucous membranes		
None	☐	
Alopecia		○
Cutaneous ulcers		○
Mouth ulcers		○
3. Ocular		
None	☐	
Cataract		○
Retinal change		○
Optic atrophy		○
Visual impairment/diplopia		○
Blindness in one eye		○
Blindness in second eye		○
Orbital wall destruction		○
4. ENT		
None	☐	
Hearing loss		○
Nasal blockage/chronic discharge/crusting		○
Nasal bridge collapse/septal perforation		○
Chronic sinusitis/radiological damage		○
Subglottic stenosis (no surgery)		○
Subglottic stenosis (with surgey)		○
5. Pulmonary		
None	☐	
Pulmonary hypertention		○
Pulmonary fibrosis		○
Pulmonary infarction		○
Pleural fibrosis		○
Chronic asthma		○
Chronic breathlessness		○
Impaired lung function		○
6. Cardiovascular		
None	☐	
Angina angioplasty		○
Myocardial infarction		○
Subsequent myocardial infarction		○
Cardiomyopathy		○
Valvular disease		○
Pericaritis ≥ 3 mths or pericardectomy		○
Diastolic BP ≥ 95 or requiring antihypertensives		○

Name
Trial Number
Date
Centre

7. Peripheral vascular disease	**No**	**Yes**
None	☐	
Absent pulses in one limb		○
2nd episode of absent pulses in one limb		○
Major vessel stenosis		○
Claudication >3 mths		○
Minor tissue loss		○
Major tissue loss		○
Subsequent major tissue loss		○
Complicated venous thrombosis		○
8. Gastrointestinal		
None	☐	
Gut infarction/resection		○
Mesenteric insufficiency/pancreatitis		○
Chronic peritonitis		○
Oesophageal stricture/surgery		○
9. Renal		
None	☐	
Estimated/measured GFR ≤ 50%		○
Proteinuria ≥ 0.5g/24hr		○
End stage renal disease		○
10. Neuropsychiatric		
None	☐	
Cognitive impairment		○
Major psychosis		○
Seizures		○
Cerebrovascular accident		○
2nd cerebrovascular accident		○
Cranial nerve lesion		○
Peripheral neuropathy		○
Transverse myelitis		○
11. Other		
None	☐	
Gonadal failure		○
Marrow failure		○
Diabetes		○
Chemical cystitis		○
Malignancy		○
Other		○

Total VDI Score. Record the number of positive items (1 point for each). The VDI score can either increase or remain the same over time. Remember to carry forward any previous items of damage. ☐

SLEDAI SCORE

Check box: If descriptor is present at the time of visit or in the proceeding 10 days

Wt	Present	Descriptor	Definition
8	□	Seizure	Recent onset. Exclude metabolic, infectious or drug cause
8	□	Psychosis	Altered ability to function in normal activity due to severe disturbance in the perception of reality. Include hallucinations, incoherence, marked loose associations, impoverished thought content, marked illogical thinking, bizarre, disorganized, or catatonic behavior. Excluded uremia and drug causes.
8	□	Organic Brain Syndrome	Altered mental function with impaired orientation, memory or other intelligent function, with rapid onset fluctuating clinical features. Include clouding of consciousness with reduced capacity to focus, and inability to sustain attention to environment, plus at least two of the following: perceptual disturbance, incoherent speech, insomnia or daytime drowsiness, or increased or decreased psychomotor activity. Exclude metabolic, infectious or drug causes.
8	□	Visual Disturbance	Retinal changes of SLE. Include cytoid bodies, retinal hemorrhages, serious exodate or hemorrhages in the choroids, or optic neuritis. Exclude hypertension, infection, or drug causes.
8	□	Cranial Nerve Disorder	New onset of sensory or motor neuropathy involving cranial nerves.
8	□	Lupus Headache	Severe persistent headache: may be migrainous, but must be non-responsive to narcotic analgesia.
8	□	CVA	New onset of cerebrovascular accident(s). Exclude arteriosclerosis
8	□	Vasculitis	Ulceration, gangrene, tender finger nodules, periungual, infarction, splinter hemorrhages, or biopsy or angiogram proof of vasculitis
4	□	Arthritis	More than 2 joints with pain and signs of inflammation (i.e. tenderness, swelling, or effusion).
4	□	Myositis	Proximal muscle aching/weakness, associated with elevated creatine phosphokinase/adolase or electromyogram changes or a biopsy showing myositis.
4	□	Urinary Casts	Heme-granular or red blood cell casts
4	□	Hematuria	>5 red blood cells/high power field. Exclude stone, infection or other cause.
4	□	Proteinuria	>0.5 gm/24 hours. New onset or recent increase of more than 0.5 gm/24 hours.
4	□	Pyuria	>5 white blood cells/high power field. Exclude infection.
2	□	New Rash	New onset or recurrence of inflammatory type rash.
2	□	Alopecia	New onset or recurrence of abnormal, patchy or diffuse loss of hair.
2	□	Mucosal Ulcers	New onset or recurrence of oral or nasal ulcerations

2	▫	Pleurisy	Pleuritic chest pain with pleural rub or effusion, or pleural thickening.
2	▫	Pericarditis	Pericardial pain with at least 1 of the following: rub, effusion, or electrocardiogram confirmation.
2	▫	Low Complement	Decrease in CH50, C3, or C4 below the lower limit of normal for testing laboratory.
2	▫	Increased DNA binding	>25% binding by Farr assay or above normal range for testing laboratory.
1	▫	Fever	>38°C. Exclude infectious cause
1	▫	Thrombocytopenia	<100,000 platelets/mm3
1	▫	Leukopenia	<3,000 White blood cell/mm3. Exclude drug causes.

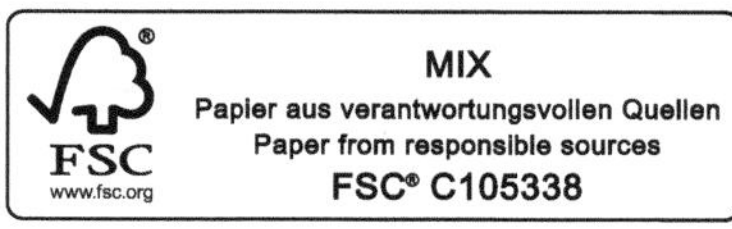

Printed by Books on Demand GmbH, Norderstedt / Germany